Zahid Sana
Divyaroop Rai
Shantanu Sharma

Distúrbios temporomandibulares em ortodontia

Zahid Sana
Divyaroop Rai
Shantanu Sharma

Distúrbios temporomandibulares em ortodontia

ScienciaScripts

Imprint

Any brand names and product names mentioned in this book are subject to trademark, brand or patent protection and are trademarks or registered trademarks of their respective holders. The use of brand names, product names, common names, trade names, product descriptions etc. even without a particular marking in this work is in no way to be construed to mean that such names may be regarded as unrestricted in respect of trademark and brand protection legislation and could thus be used by anyone.

Cover image: www.ingimage.com

This book is a translation from the original published under ISBN 978-620-7-48858-2.

Publisher:
Sciencia Scripts
is a trademark of
Dodo Books Indian Ocean Ltd. and OmniScriptum S.R.L publishing group

120 High Road, East Finchley, London, N2 9ED, United Kingdom
Str. Armeneasca 28/1, office 1, Chisinau MD-2012, Republic of Moldova, Europe
Printed at: see last page
ISBN: 978-620-7-62848-3

PERTURBAÇÕES TEMPOROMANDIBULARES EM ORTODONTIA

ÍNDICE

RECONHECIMENTO 3

INTRODUÇÃO..4

TERMINOLOGIAS 7

ANATOMIA ESTÁTICA E FUNCIONAL DO SISTEMA MASTIGATÓRIO
HUMANO..13

CLASSIFICAÇÃO DA DTM..31

BIOMECÂNICA DA TMJ 35

HISTÓRIA E EXAME DA DMT 44

RASTREIO DE PERTURBAÇÕES TEMPOROMANDIBULARES EM
PACIENTES ORTODÔNTICOS 56

ETIOPATOLOGIA E EPIDEMIOLOGIA DA TMD................................67

SINAIS E SINTOMAS DE TMD 72

REABSORÇÃO CONDILAR IDIOPÁTICA: UMA PERSPECTIVA
ORTODÔNTICA 83

DIAGNÓSTICO DAS PERTURBAÇÕES TEMPOROMANDIBULARES 88

BIBLIOGRAFIA..155

RECONHECIMENTO

*Sem o reconhecimento das grandes pessoas que me apoiam, este trabalho não teria a importância que tem. Assim, para começar, gostaria de agradecer ao **Todo-Poderoso** generoso e liberal que me criou para que eu pudesse chegar aqui onde estou hoje, por me dar força para revirar todas as pedras colocadas no meu caminho.*

*Um agradecimento especial ao **Dr. Divyaroop Rai**, pela sua experiência e conhecimentos, que enriqueceram grandemente o conteúdo deste livro.*

*Os meus pais mantiveram-me sempre vivo. O meu pai, **Sr. Sanaullah Rather,** a minha mãe**, Sra. Khalida Akhtar,** o meu irmão mais velho, **Suhail Sana**, e a minha irmã mais nova, **Omima Sana,** foram sempre os meus primeiros modelos e incutiram em mim o carácter fundamental da aprendizagem, mostrando-me a alegria da busca intelectual desde criança.*

Por último, aos leitores, cujo interesse e empenho fazem com que a escrita valha a pena, obrigado

Dr. Zahid Sana

INTRODUÇÃO

A articulação temporomandibular pode ser definida como,

1. Articulação entre o osso temporal e a mandíbula. É uma articulação bilateral, biartróide e gengilóide bilateral.

2. Articulação do processo condilar da mandíbula e do disco intra-articular com a fossa mandibular da porção escamosa do osso temporal, uma articulação diartróide, em dobradiça deslizante (ginglymus). O movimento no compartimento articular superior é maioritariamente translacional, enquanto o movimento no compartimento articular inferior é maioritariamente rotacional. A articulação liga o côndilo mandibular à fossa articular do osso temporal com a interposição do disco articular temporomandibular.[1]

A Articulação Temporomandibular (ATM), uma das articulações mais complexas do corpo, articula a mandíbula com o crânio por meio de músculos, ligamentos e tendões (fig.1). A articulação temporomandibular é bilateral, diartrodial, as articulações temporomandibulares (ATMs). Cada articulação é formada por um côndilo mandibular e a sua correspondente cavidade temporal (fossa glenoide e eminência articular).

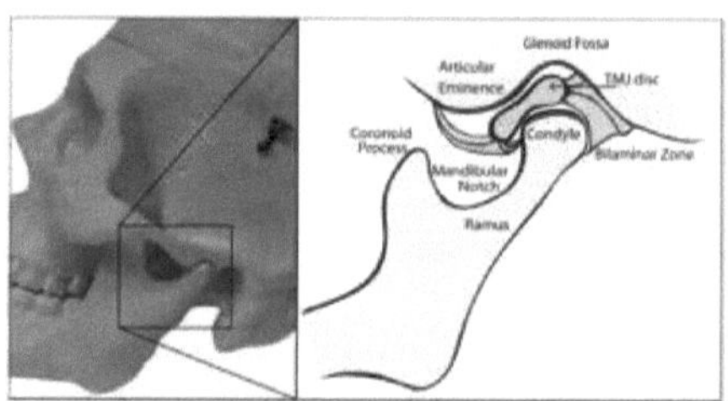

Figure 1.
Temporomandibular joint sagittal schematic.

A singularidade dos componentes estruturais e funcionais da ATM em associação com os músculos da mastigação e os ligamentos torna-a mais vulnerável a perturbações ou distúrbios. O movimento é regulado por um intrincado mecanismo de controlo neurológico. Cada movimento é coordenado para maximizar a função e minimizar os danos a qualquer outra estrutura. A ATM e as estruturas associadas desempenham um papel essencial na orientação do movimento mandibular e na distribuição das tensões produzidas pelas tarefas quotidianas, como a mastigação, a deglutição e a fala.[2]

DTM é um termo geral que descreve vários graus de dor na mandíbula e na face resultantes de uma perturbação da articulação da articulação temporomandibular (ATM) ou de uma anomalia dos músculos mastigatórios conhecida como perturbação miofascial da dor (DMP).[3] As perturbações da ATM (DTM) são uma classe de condições músculo-esqueléticas degenerativas associadas a deformidades morfológicas e funcionais.[4] As DTM incluem anomalias da posição e/ou da estrutura intra-articular do disco, bem como disfunções da musculatura associada. Os distúrbios de articulação da ATM podem resultar de malformações congénitas, traumatismos, artrite reumatoide ou degenerativa, neoplasias ou distúrbios internos adquiridos. Em contrapartida, pensa-se que a DMP é uma síndrome de dor crónica relacionada com o stress que envolve principalmente os músculos da mastigação.[5] Os sintomas e sinais incluem sons articulares dolorosos, restrição ou desvio da amplitude de movimento e dor craniana e/ou muscular conhecida como dor orofacial.

As perturbações da articulação temporomandibular constituem um grave problema de saúde. Muitos destes doentes também se queixam de dores faciais, dores de ouvido e dores de cabeça, sem terem a certeza da área que está a ser realmente afetada. Por isso, é da maior importância conhecer a origem destas condições. Para além do desconforto físico, outro aspeto que é imensamente prejudicado é a qualidade de vida da pessoa. Os efeitos negativos da doença também afectam a vida produtiva do doente e perturbam a sua rotina.

As desordens temporomandibulares (DTMs) abrangem um amplo espetro de desordens específicas e não específicas e são aplicadas num sentido mais restrito a um grupo mais pequeno de desordens relacionadas e relativamente não específicas da ATM e dos músculos da mastigação que têm muitos sintomas em comum. Grande parte da dificuldade encontrada no tratamento das perturbações temporomandibulares está relacionada com o facto de o médico não conseguir distinguir entre estes dois grupos devido à semelhança dos sinais e sintomas com que se apresentam. A acrescentar à confusão está o facto de haver uma variedade de outras doenças que não estão relacionadas com a articulação temporomandibular, mas que ocorrem na mesma região e que também podem produzir sinais e sintomas semelhantes.[7]

Uma vez efectuado o diagnóstico, o protocolo de tratamento deve ter como objetivo aliviar o doente dos sinais e sintomas associados às DTM e é basicamente realizado através do tratamento das perturbações dos músculos mastigatórios, das perturbações estruturais intracapsulares e das condições que imitam as DTM. A terapia definitiva e de suporte são as principais abordagens para gerir as DTM. Diagnosticar e tratar com êxito um doente com DTM melhora a sua qualidade de vida e é também muito gratificante para o médico.

TERMINOLOGIAS

Oclusão *cêntrica (máxima intercuspidação, oclusão habitual, posição intercuspidada)* A posição da mandíbula quando a relação das superfícies oclusais opostas proporciona o máximo contacto e/ou intercuspidação planeados. Esta é uma posição determinada pelo dente.

Oclusão em relação cêntrica (Posição de contacto retruída, RCP) É definida como a oclusão dos dentes quando a mandíbula está em relação cêntrica. Esta é uma posição determinada pela articulação dentária.

Relação Cêntrica (RC) A relação da mandíbula com o maxilar quando os côndilos mandibulares estão na sua posição mais superior, com a área central de suporte dos discos articulares em contacto com a superfície articular dos côndilos e com a eminência articular. É importante ressaltar que os côndilos podem ou não estar na sua posição mais retruída, dependendo do grau de restrição proporcionado pelo ligamento da MT. Esta posição é independente do contacto dentário e é determinada pelas características estruturais da articulação temporomandibular e não pela dentição.

Maloclusão Qualquer oclusão em que as características estruturais estão para além das estabelecidas para uma oclusão teoricamente ideal. O termo não implica necessariamente que tal oclusão não seja fisiológica ou que a terapia esteja indicada. A presença de uma má oclusão, particularmente em adultos, não significa que a terapia seja necessária, e a má oclusão pode ser fisiológica.

Oclusão fisiológica Normalmente em adultos, é uma oclusão que se desvia em um ou mais aspectos do teoricamente ideal, mas está bem adaptada a esse ambiente particular, é esteticamente agradável para o paciente e não tem manifestações patológicas ou problemas disfuncionais. Não necessita de intervenção.

Oclusão não fisiológica Uma oclusão que apresenta sinais ou sintomas de patologia, disfunção ou adaptação inadequada de um ou mais componentes do sistema mastigatório que podem ser atribuídos a relações estruturais defeituosas ou à atividade funcional mandibular. Pode ser indicada uma terapia para melhorar a má oclusão.

Oclusão terapêutica Uma oclusão que foi modificada por modalidades terapêuticas apropriadas de modo a alterar uma oclusão não fisiológica para uma que se enquadre nos parâmetros de uma oclusão fisiológica, se não uma oclusão teoricamente ideal. Esta oclusão optimiza a saúde e o potencial adaptativo do sistema mastigatório.

Oclusão Teoricamente Ideal Um conceito teórico preconcebido de relações estruturais e funcionais oclusais que inclui princípios idealizados e características que uma oclusão deve ter. Não representa a "norma" e é utilizado como uma série de parâmetros idealizados com os quais as variações podem ser comparadas.

Posição de Contacto Muscular (MCP) A posição da mandíbula quando esta foi elevada por esforço muscular voluntário até ao contacto oclusal inicial com a cabeça erecta. Esta posição é consistente com a posição intercuspídea (CO) em indivíduos assintomáticos.

Dimensão Vertical Oclusal A dimensão vertical da face determinada por uma medição vertical da linha média da face entre dois pontos arbitrários acima e abaixo da boca quando a mandíbula está em oclusão cêntrica. Por convenção, a dimensão vertical é permutável com a dimensão vertical oclusal.

Posição de repouso postural A posição de "repouso" da mandíbula quando um indivíduo está sentado ou de pé numa posição vertical. Esta posição é determinada pelos músculos e outras estruturas. É necessária uma quantidade mínima de atividade dos músculos elevadores para manter a mandíbula nesta posição.

Dimensão vertical de repouso A dimensão vertical da face quando a mandíbula está em posição de repouso postural.

Distância interoclusal A distância (normalmente 2-4 mm) entre as superfícies de oclusão dos dentes maxilares e mandibulares quando a mandíbula está em posição de repouso postural. É também designada por espaço livre e é habitualmente considerada como um espaço que é "melhor ajustado" ou médio em todo o plano oclusal.

Conceitos e definições de oclusão

Oclusão Mutuamente Protegida Uma oclusão que proporciona um contacto oclusal máximo em certos dentes ou grupos de dentes, enquanto outros dentes têm um contacto ligeiro ou estão em exclusão durante a oclusão cêntrica ou movimentos excursivos da mandíbula. Ou seja, em CO, os dentes posteriores fornecem a carga oclusal máxima e "protegem" os dentes anteriores de cargas pesadas. No movimento protrusivo, os dentes anteriores ocluem com a consequente exclusão ou proteção dos dentes posteriores. No movimento excursivo lateral dos dentes, os dentes do lado de trabalho contactam e proporcionam exclusão ou proteção para os dentes do lado de não trabalho.

Oclusão protegida por caninos Uma modificação da oclusão mutuamente protegida em que os dentes caninos do lado de trabalho servem para excluir todos os outros dentes durante a excursão lateral da mandíbula.

Oclusão de Função de Grupo Uma modificação da oclusão mutuamente protegida em que os caninos e um ou mais pares adjacentes de dentes posteriores no lado de trabalho estão em contacto oclusal simultâneo durante a excursão lateral da mandíbula.

Oclusão equilibrada Uma oclusão em que são mantidos contactos equilibrados e iguais em toda a arcada durante toda a excursão da mandíbula. Isto implica um contacto oclusal simultâneo em ambos os lados, o lado de trabalho e o lado de não trabalho, durante a excursão lateral (equilíbrio da arcada cruzada).

Oclusão normal" de Angle Uma oclusão na qual a cúspide mesiovestibular do molar superior oclui no sulco vestibular do molar inferior E os dentes estão dispostos ao longo de uma linha de oclusão suavemente curva.

Oclusão de Classe I de Angle Uma oclusão em que existe uma relação normal entre os molares, mas a linha de oclusão é "incorrecta" devido a dentes mal posicionados, rotações dentárias ou outras causas.

Má oclusão de Classe II de Angle Uma oclusão na qual o molar inferior está posicionado distalmente em relação ao molar superior, e a linha de oclusão pode ou não estar correcta (não especificada).

Má oclusão de Classe III de Angle Uma oclusão na qual o molar inferior está posicionado mesialmente em relação ao molar superior, e a linha de oclusão pode ou não estar correcta (não especificada).

Os distúrbios temporomandibulares podem ser definidos como

1. Condições que provocam uma função anormal, incompleta ou deficiente das articulações temporomandibulares e/ou dos músculos da mastigação.

2. Conjunto de sintomas frequentemente observados em várias combinações, descritos pela primeira vez por Costen, que afirmou serem reflexos devidos à irritação dos nervos auriculotemporal e/ou corda do tímpano à medida que emergiam da placa timpânica, causada por relações anatómicas alteradas e desarranjos temporomandibulares associados à perda da dimensão vertical oclusal, perda do suporte dentário posterior e/ou outras más oclusões; os sintomas podem incluir dores de cabeça no vértice e no occipício, zumbido, dor no ouvido, diminuição da audição e dor na língua.[1]

Ao longo dos anos, as perturbações funcionais do sistema mastigatório têm sido identificadas por uma variedade de termos.

1934 James Costen - Síndroma de Costen

1959 Shore - Síndroma do sistema da articulação temporomandibular

Ramfjord e Ash - Distúrbios funcionais da ATM

Bell - Desordem temporomandibular

Este termo não se refere apenas a problemas isolados das articulações, mas inclui todas as perturbações associadas ao sistema mastigatório. [8]

ADA (A Associação Dentária Americana adoptou o termo **Desordem Temporomandibular (DTM)).**

Desenvolvimento de perturbações funcionais no sistema mastigatório:

Normal   +   An event   Physiologic → TMD symptoms

function   tolerance

Função normal: - Tarefa de mastigar, engolir e falar

Um evento: -

a) Evento local: Qualquer alteração na entrada sensorial ou proprioceptiva

b) Acontecimento sistémico: Aumento do nível de stress emocional

Tolerância fisiológica: - Cada doente tem a capacidade de tolerar determinados acontecimentos sem quaisquer efeitos adversos.

Sintomas de DTM: - Quando um evento excede a tolerância fisiológica de um indivíduo, o sistema começa a revelar certas alterações. Quando as alterações funcionais excedem a tolerância estrutural, ocorre uma rutura no sistema mastigatório. O local de rutura varia de indivíduo para indivíduo. "Os problemas em trazer os dentes para a posição intercuspidal são respondidos pelos músculos. Quando os dentes estão em oclusão, os problemas de carga das estruturas mastigatórias são resolvidos pelas articulações." [16]

ANATOMIA ESTÁTICA E FUNCIONAL DO SISTEMA MASTIGATÓRIO HUMANO

A ATM é formada pelo encaixe do côndilo mandibular na fossa mandibular do osso temporal. O **disco articular** separa os dois ossos da articulação direta. A ATM é classificada como uma **articulação composta,** porque funcionalmente o disco articular serve como um osso não ossificado que permite movimentos complexos da articulação. Uma vez que o disco articular funciona como um terceiro osso, a articulação craniomandibular é considerada uma articulação composta (fig. 2).

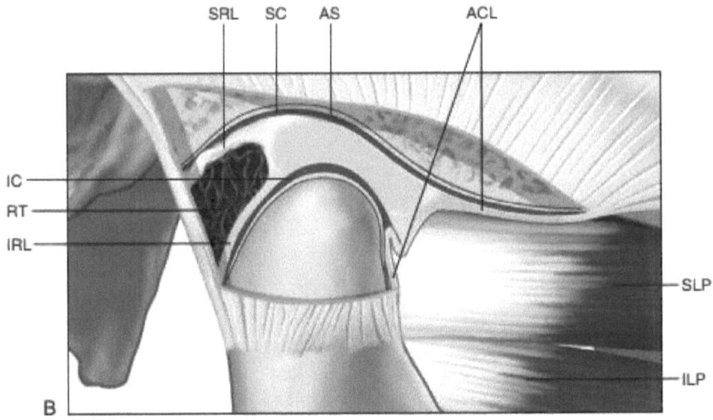

Figura 2: diagrama mostrando os componentes anatómicos: RT, tecidos retrodiscais; SRL, lâmina retrodiscal superior (elástica); IRL, lâmina retrodiscal inferior (colagénica); ACL, ligamento capsular anterior (colagénico); SLP e ILP, músculos pterigóides laterais superior e inferior; AS, superfície articular; SC e IC, cavidade articular superior e inferior; o ligamento discal (colateral) não foi desenhado.

O disco articular é composto por tecido conjuntivo fibroso denso, na sua maior parte desprovido de vasos sanguíneos ou fibras nervosas. No plano sagital, pode ser dividido em 3 regiões, de acordo com a sua espessura.

A zona central é a mais fina, designada por zona intermédia. O disco torna-se consideravelmente mais espesso tanto antes como depois da zona intermédia. (O bordo posterior é geralmente ligeiramente mais espesso do que o anterior). [8]

Na articulação normal, a superfície articular do côndilo está localizada na zona intermédia do disco. Numa vista anterior, o disco é geralmente mais espesso medialmente do que lateralmente (fig. 3).

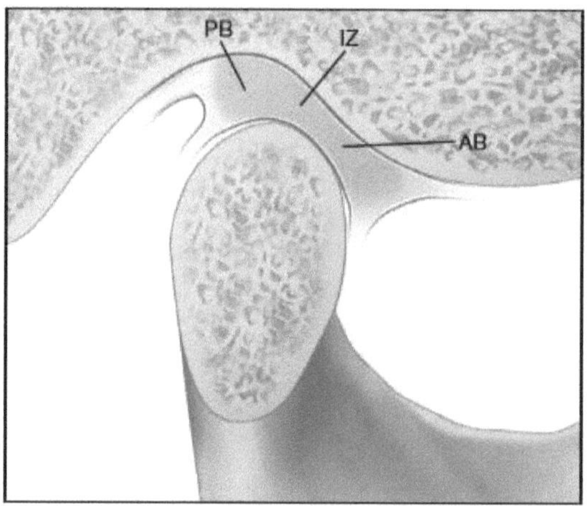

Figura 3: Disco articular, fossa e côndilo (vista lateral). O côndilo está normalmente situado na zona intermédia mais fina (IZ) do disco. O bordo anterior do disco (AB) é consideravelmente mais espesso do que a zona intermédia, e o bordo posterior (PB) é ainda mais espesso.

O côndilo está normalmente situado na zona intermédia mais fina (IZ) do disco. O bordo anterior do disco (AB) é consideravelmente mais espesso do que a zona intermédia, e o bordo posterior (PB) é ainda mais espesso.

A forma exacta do disco é determinada pela morfologia do côndilo e da fossa mandibular. O disco mantém a sua morfologia a menos que ocorram forças destrutivas ou alterações estruturais na articulação.

O disco articular está ligado posteriormente a uma região de tecido conjuntivo frouxo que é altamente vascularizado e inervado, conhecido como **Tecido Retrodiscal**.

Superiormente, encontra-se a lâmina retrodiscal superior (tecido conjuntivo que contém muitas fibras elásticas), que fixa o disco articular posteriormente à placa timpânica. Na borda inferior encontra-se a lâmina retrodiscal inferior (tecido conjuntivo que contém fibras colagénicas), que fixa a borda inferior do bordo posterior do disco à margem posterior da superfície articular do côndilo.

As ligações superiores e inferiores da região anterior do disco estão ligadas ao ligamento capsular que envolve a maior parte da articulação.

- A fixação superior é feita na margem anterior da superfície articular do osso temporal.

- A fixação inferior é efectuada na margem anterior da superfície articular do côndilo.

Ambos os anexos anteriores são compostos por fibras de colagénio.

- Anteriormente, entre as fixações dos ligamentos capsulares, o disco está também ligado por fibras tendinosas ao músculo pterigoide lateral superior.

O disco articular está ligado ao ligamento capsular também medialmente e lateralmente.

Isto divide a articulação em duas cavidades distintas: -

i)   **A cavidade superior ou superior** - delimitada pela fossa mandibular e pela superfície superior do disco.

ii) **A cavidade inferior ou inferior** - delimitada pelo côndilo mandibular e pela superfície inferior do disco (fig.4).

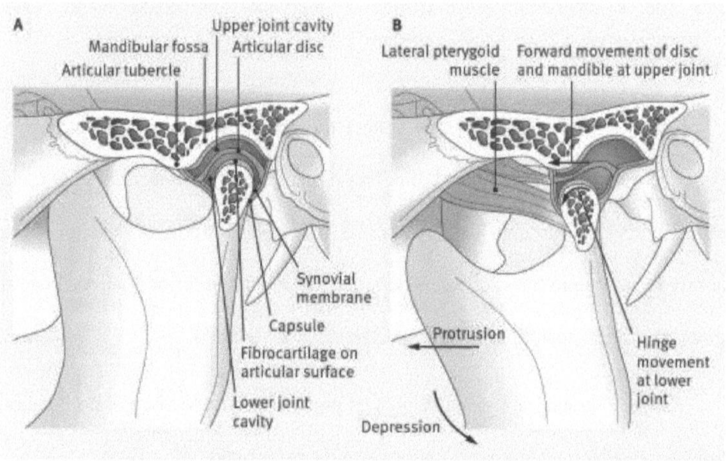

Figura 4: Anatomia da superfície da articulação temporomandibular. Boca fechada (esquerda) e boca aberta (direita). Adaptado de Drake et al 2005. [9]

As superfícies internas das cavidades estão rodeadas por células endoteliais especializadas que formam um revestimento sinovial que produz líquido sinovial. (Por isso, a ATM é designada por **articulação sinovial).** [10]

O líquido sinovial tem dois objectivos: -

i)   Actua como um meio para fornecer necessidades metabólicas às superfícies articulares da articulação, que não são vasculares.

ii) Lubrificação entre as superfícies articulares durante a função, para minimizar o atrito através de 2 mecanismos:

a. **Lubrificação de fronteira:** - ocorre quando a articulação é movimentada e o líquido sinovial é forçado de uma área da cavidade para outra; assim, evita o atrito na articulação em movimento. O líquido sinovial localizado na zona de borda ou recesso é forçado sobre a superfície articular.

b. **Lubrificação por escoamento:** - Refere-se à capacidade de as superfícies articulares absorverem uma pequena quantidade de líquido sinovial. As forças criadas durante a função conduzem uma pequena quantidade de líquido sinovial para dentro e para fora do tecido articular.

- As trocas metabólicas ocorrem através deste mecanismo

- Ajuda na lubrificação da articulação comprimida [11]

HISTOLOGIA DAS SUPERFÍCIES ARTICULARES:

Composto por quatro zonas diferentes:

1. **Zona articular:** Zona mais superficial, adjacente à cavidade articular. É constituída por tecidos conjuntivos fibrosos densos, em vez de cartilagem hialina, e tem a vantagem de ser menos suscetível aos efeitos do envelhecimento e, por conseguinte, menos suscetível de se degradar com o tempo. A maior parte das fibras de colagénio estão dispostas em feixes e orientadas quase paralelamente à superfície articular. Tem também uma capacidade de reparação muito superior à da cartilagem hialina.

2. **Zona de proliferação:** Principalmente celular, contém células mesenquimatosas indiferenciadas. É responsável pela proliferação da cartilagem articular em resposta às exigências funcionais colocadas nas superfícies articulares durante a carga.

3. **Zona fibrocartilaginosa:** Composta por fibrilhas de colagénio dispostas em feixes num padrão cruzado. A fibrocartilagem aparece numa orientação aleatória, proporcionando uma rede tridimensional que oferece resistência contra forças compressivas e laterais.

4. **Zona calcificada**: Zona mais profunda, constituída por condrócitos e condroblastos distribuídos por toda a cartilagem articular. Constitui um local ativo para a atividade de remodelação, para o crescimento ósseo endosteal (fig. 5). [8]

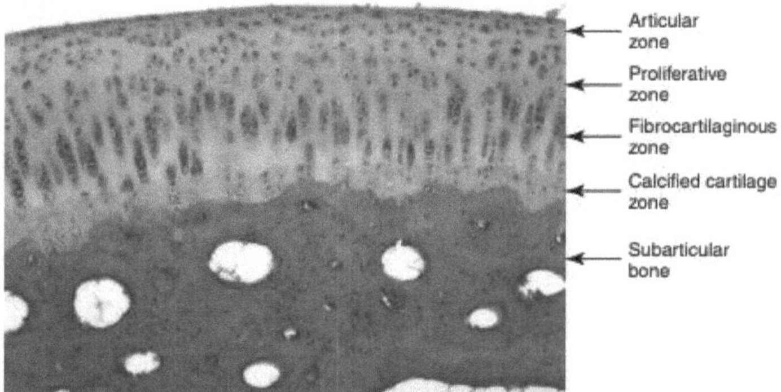

Figura 5: Secção histológica de um côndilo mandibular saudável mostrando as quatro zonas: zona articular, zona proliferativa, zona fibrocartilaginosa e zona de cartilagem calcificada.

A cartilagem articular é composta por condrócitos e pela matriz intracelular. Os condrócitos produzem o colagénio, os proteoglicanos, as glicoproteínas e as enzimas que formam a matriz. À medida que a carga da articulação aumenta, o fluido do tecido flui para fora até ser atingido um novo equilíbrio. À medida que a carga diminui, o fluido é reabsorvido e o tecido recupera o seu volume original.

INERVAÇÃO:

A maior parte da inervação é fornecida pelo **nervo auriculotemporal**, uma vez que este deixa o nervo mandibular atrás da articulação e ascende lateral e superiormente para envolver a região posterior da articulação (fig.6)

Adicional:- Nervo temporal profundo e masséter

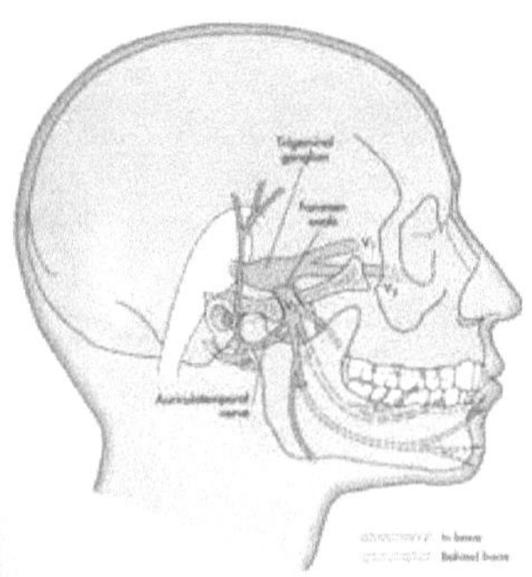

Figura 6: Inervação da ATM pelo nervo auriculotemporal, ramo do nervo trigémeo

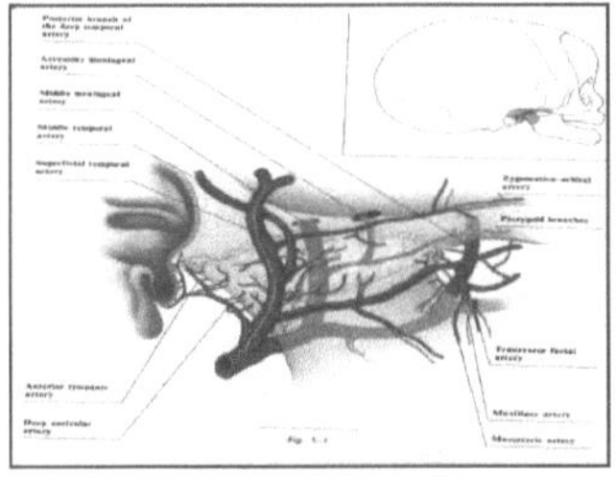

Figura 7: Suprimento sanguíneo da ATM

VASCULARIZAÇÃO:

Posteriormente - artéria temporal superficial

Anteriormente - artéria meníngea média

Inferiormente - artéria maxilar interna

Outras artérias - Auricular profunda, timpânica anterior, artéria faríngea ascendente.

O côndilo recebe o seu fornecimento vascular através dos seus espaços medulares por meio da artéria alveolar inferior e também recebe fornecimento vascular por meio de "vasos alimentadores" que entram diretamente na cabeça do côndilo a partir dos vasos maiores (fig. 7). [8]

LIGAMENTOS:

Desempenham um papel importante na proteção das estruturas (fig. 6). Os ligamentos da articulação são constituídos por tecido conjuntivo colagénico, que não se estica e, por isso, actuam como dispositivos de restrição passiva para limitar e restringir o movimento da borda.

Ligamentos funcionais da ATM (fig.8 e 9): -

i)   Os ligamentos colaterais

ii)   O ligamento capsular

iii)   O ligamento TM

Ligamento acessório (fig. 10):

i)   Esfenomandibular

ii)   Estilomandibular [12]

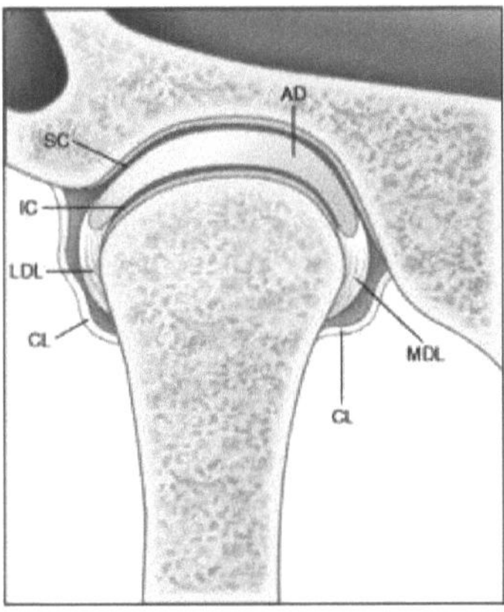

Figura 8: ATM (vista anterior). AD, disco articular; CL, ligamento capsular; LDL, ligamento discal lateral; MDL, ligamento discal medial; SC, cavidade articular superior; IC, cavidade articular inferior.

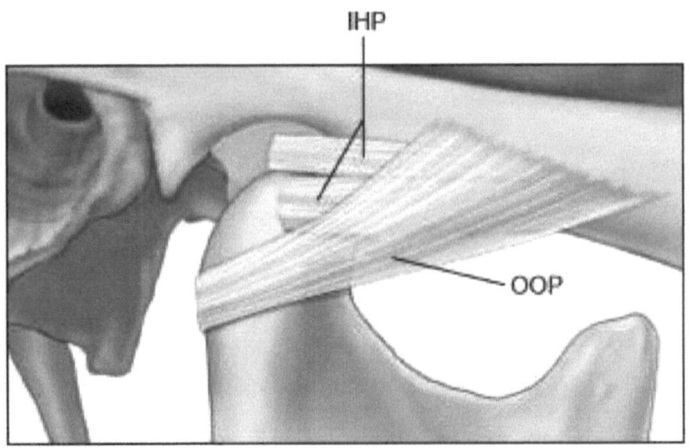

Figura 9: Ligamento da MT (vista lateral). Existem duas partes distintas: a porção oblíqua externa (OOP) e a porção horizontal interna (IHP). A OOP limita o movimento normal de abertura rotacional; a IHP limita o movimento posterior do côndilo e do disco.

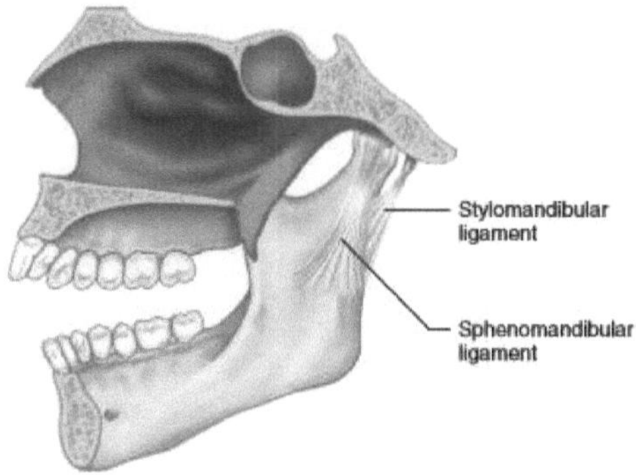

Figura 10: A mandíbula, a ATM e os ligamentos acessórios.

1) Ligamentos colaterais (Discal):

Os ligamentos colaterais ligam os bordos medial e lateral do disco articular aos pólos do côndilo.

a) Ligamento discal medial - liga o bordo medial do disco ao pólo medial do côndilo.

b) Ligamento discal lateral - liga o bordo lateral do disco ao pólo lateral do côndilo (fig. 6).

Funções: -

- A fixação dos ligamentos discais permite que o disco seja rodado anterior e posteriormente na superfície articular do côndilo, sendo assim responsável pelo movimento de articulação.

- Os ligamentos discais têm um fornecimento vascular e são inervados. A tensão sobre estes ligamentos provoca dor.

2) Ligamento capsular:

Toda a ATM está rodeada e envolvida pelo ligamento capsular (fig. 8).

Funções: -

- O ligamento capsular actua para resistir a quaisquer forças mediais, laterais ou inferiores que tendam a separar ou deslocar as superfícies articulares.

- Retenção do líquido sinovial

- O ligamento capsular é bem inervado e fornece feedback propriocetivo relativamente à posição e ao movimento da articulação. [8, 12]

3) Ligamento temporomandibular:

O aspeto lateral do ligamento capsular é reforçado por fibras fortes e apertadas que constituem o ligamento lateral ou o ligamento TM (fig. 9).

Composto por 2 partes: -

a) Porção oblíqua externa

b) Parte horizontal interior

a) <u>Porção oblíqua externa</u>: - Estende-se da superfície externa da superfície articular do tubérculo articular ou do processo zigomático póstero-inferiormente à superfície externa do colo do côndilo.

Função: - Resistir à queda excessiva do côndilo, limitando assim a extensão da abertura da boca.

b) <u>Porção horizontal interna</u>: - Estende-se da superfície externa do tubérculo articular e do processo zigomático posterior e horizontalmente até ao pólo lateral do côndilo e à parte posterior do disco articular.[13]

Função: -

- Limita o movimento posterior do côndilo e do disco

- O ligamento TM protege assim os tecidos retrodiscais do trauma criado pela deslocação posterior do côndilo.

- Protege também o músculo pterigoide lateral contra o alongamento excessivo ou a extensão excessiva.

4) Ligamento esfenomandibular:

Surge da espinha do osso esfenoide e estende-se para baixo até uma pequena proeminência óssea na superfície medial do ramo da mandíbula chamada língula (fig. 10).

5) Ligamento estilomandibular:

Surge do processo estiloide e estende-se para baixo e para a frente até ao ângulo e ao bordo posterior do ramo da mandíbula (fig. 10).

Função: - Limita o movimento protrusivo excessivo da mandíbula [8,12]

MÚSCULOS DA MASTIGAÇÃO

Quatro pares de músculos constituem um grupo denominado músculos da mastigação:

-

1) O Masseter

2) O Temporal

3) Pterigoide medial

4) Pterigoide lateral

5) Digástrico - desempenha um papel importante na função mandibular

1) Músculo masséter:

Músculo retangular

Origem: Arco zigomático e estende-se para baixo até à face lateral do bordo inferior do ramo da mandíbula.

Inserção: Na mandíbula, estende-se desde a região do 2nd molar no bordo inferior, posteriormente, até incluir o ângulo (fig. 11 A).

Composto por 2 porções: -

a) *Porção superficial* - Fibras que correm para baixo e ligeiramente para trás.

b) *Parte profunda* - Fibras que correm numa direção predominantemente vertical.

Função: - Elevação da mandíbula e cerramento dos dentes (fig. 11 B).

Ajuda à protrusão da mandíbula[13]

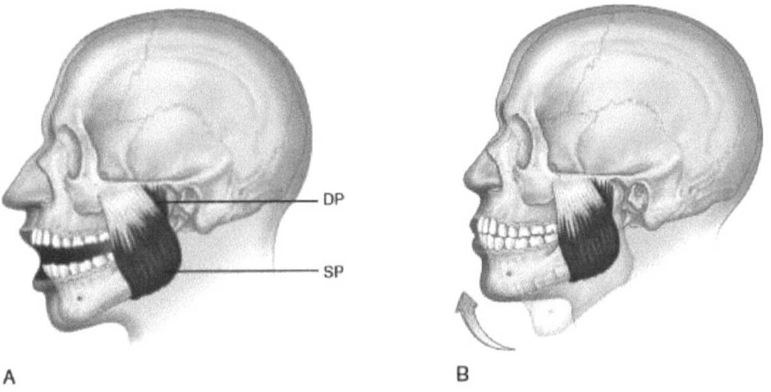

Figura 11: A, Músculo masseter. SP, porção superficial; DP, porção profunda.

B, Função: elevação da mandíbula

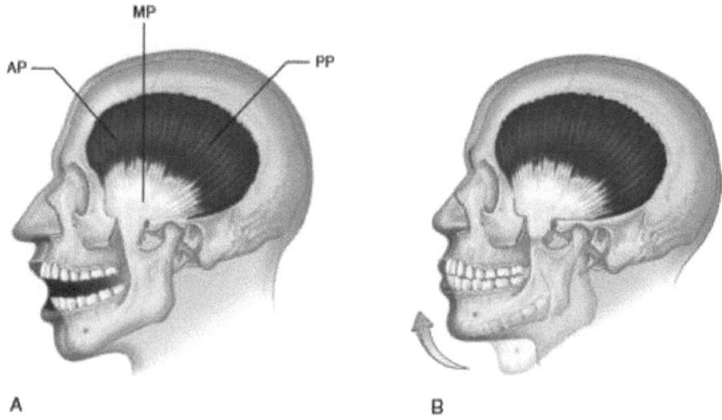

Figura 12: A, Músculo temporal. AP, porção anterior; MP, porção média; PP, porção posterior. B, Função: elevação da mandíbula. O movimento exato é indicado pela localização das fibras ou da porção que está a ser activada.

2) Músculo Temporal:

Músculo em forma de leque

Origem: Fossa temporal e superfície lateral do crânio.

Inserção: Processo coronoide e bordo anterior do ramo ascendente (fig. 10A)

Função:

- Eleva a mandíbula

- Se uma porção se contrai, a mandíbula desloca-se de acordo com a direção destas fibras.

- Posicionamento significativo do músculo da mandíbula (fig. 10B) [13]

3) Músculo pterigóideo medial:

Origem: Fossa pterigoide

Inserir: Superfície medial do ângulo mandibular (fig. 13 A)

Função:

- Elevação da mandíbula e cerramento dos dentes

- Ativo na protrusão da mandíbula

- A contração unilateral provoca um movimento mediotrusivo da mandíbula (fig. 13B) [14]

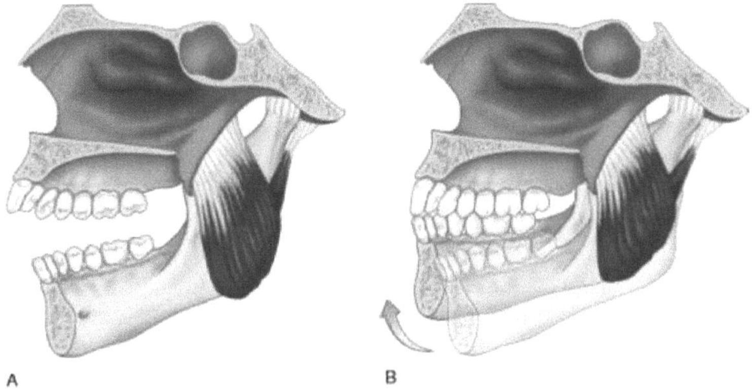

Figura 13: A, Músculo pterigóideo medial. B, Função: elevação da mandíbula.

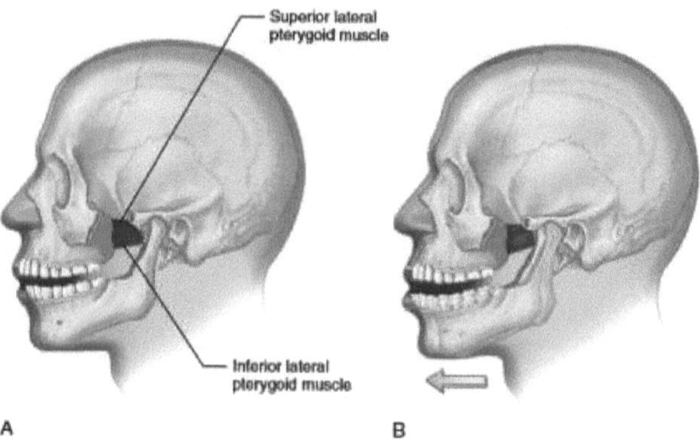

Figura 14: A, Músculos pterigóideos laterais inferior e superior. B, Função do pterigóideo lateral inferior: protrusão da mandíbula.

4) Músculo Pterigóideo Lateral:

2 barrigas: -

a) Pterigoide lateral inferior

b) Pterigoide lateral superior (fig. 14)

a) Pterigoide lateral inferior: -

Origem: - Superfície exterior da placa pterigoide lateral

Inserção: - Colo do côndilo

Função: -

- Quando os músculos direito e esquerdo se contraem simultaneamente, a mandíbula fica saliente

- A contração unilateral causa um movimento mediotrusivo desse côndilo e provoca um movimento lateral da mandíbula para o lado oposto

- Quando o músculo funciona com depressores mandibulares, a mandíbula é baixada e o côndilo desliza para a frente e para baixo na eminência articular devida.

b) Músculo pterigóideo lateral superior:

Origem: - Superfície infratemporal da asa maior do esfenoide

Inserir: A cápsula articular, o disco e o colo do côndilo

Função: Especialmente ativo durante o movimento de força e quando os dentes são mantidos juntos (ou seja, fecho da mandíbula contra resistência). [8,13]

5) Digástrico:

Embora não seja um músculo da mastigação, tem uma função importante no movimento da mandíbula.

2 barrigas: -

    a) Ventre posterior

    b) Ventre anterior (fig. 15A)

a) Ventre posterior: -

Origem: - Entalhe mastoide

As fibras do ventre posterior dirigem-se para a frente, para baixo e para dentro do tendão intermédio ligado ao osso hioide.

b) Ventre anterior: -

Origem: Fossa na superfície lingual da mandíbula, e as suas fibras estendem-se para baixo e para trás para se inserirem no mesmo tendão intermédio que o ventre posterior.

Função do músculo digástrico: - Quando os músculos digástrico direito e esquerdo se contraem, a mandíbula é deprimida e puxada para trás e os dentes são afastados do contacto (fig. 15B). [14]

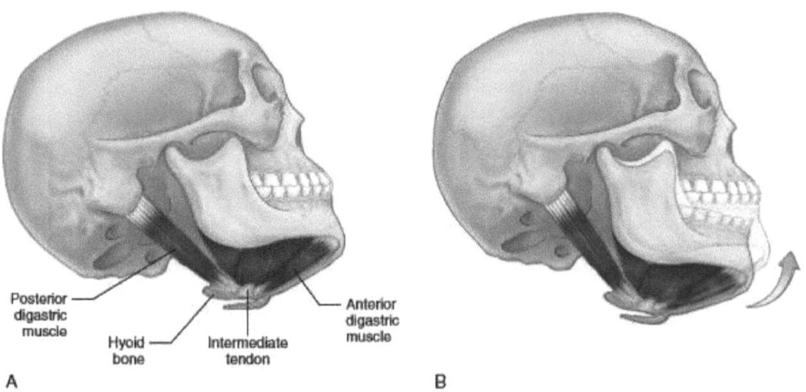

Figura 15: A, Músculo digástrico. B, Função: depressão da mandíbula.

CLASSIFICAÇÃO DA DTM

A Academia Americana de Dor Orofacial (AAOP) publicou um sistema de classificação de DTM que está integrado numa classificação de diagnóstico médico existente utilizada pela Sociedade Internacional de Cefaleias. Embora nenhuma classificação tenha sido aceite por todos os profissionais, a classificação da AAOP recebeu uma aceitação geral.

CLASSIFICAÇÃO DE OKESON:

I. Afecções dos músculos mastigatórios

1. Co-contração protetora

2. Dor muscular local

3. Dor miofacial

4. Mioespasmo

5. Mialgia mediada centralmente

II. Perturbações da articulação temporomandibular

1. Desarranjo do complexo côndilo-disco

    a. Deslocações do disco

    b. Deslocação do disco com redução

    c. Deslocação do disco sem redução

2. Incompatibilidade estrutural das superfícies articulares

    a. Desvio de forma

        i. Disco

ii. Condyle

iii. Fossa

b. Adesões

i. Disco para côndilo

ii. Disco para a fossa

c. Subluxação (hipermobilidade)

d. Deslocação espontânea

3. Distúrbios inflamatórios da ATM

a. Sinovite/ Capsulite

b. Retrodiscite

c. Artritides

i. Osteoartrite

ii. Osteoartrose

iii. Poliartrite

d. Doenças inflamatórias das estruturas associadas

i. Tendinite temporal

ii. Inflamação do ligamento estilomandibular [8]

SEGUNDA CLASSIFICAÇÃO DO DISTÚRBIO DA ATM POR E.W. WILLIAM:

A) **Sistémicas:** São doenças que têm manifestações directas na articulação, mas a causa é uma doença sistémica (por exemplo, artrite).

B) **Adquiridas:** São perturbações induzidas por uma variedade de factores causais. Traumatismo, stress, qualquer procedimento dentário que possa inadvertidamente exercer pressão digital sobre o complexo mandibular.[18]

Em 2013, a International Research Diagnostic Criteria for Temporomandibular Dysfunction Consortium Network publicou uma estrutura de classificação actualizada para as DTM[19,20]

A. Afecções articulares (intra-articulares)

    a) Perturbações congénitas ou do desenvolvimento

i. Hiperplasia condilar

ii. Primeiro e segundo distúrbios branquiais

iii. Reabsorção idiopática do côndilo

    b) Doenças degenerativas das articulações

i. Capsulite inflamatória

Sinovite

Poliartrites (artrite reumatoide, artrite psoriática, espondilite anquilosante, síndroma de Reiter, gota)

ii. Osteoartrite não inflamatória

    c) Perturbações do funcionamento do disco

i. Deslocação com redução

ii. Deslocamento sem redução (fecho fechado)

iii. Perfuração

    d) Infeção

    e) Neoplasia

    f) Hipermobilidade temporomandibular

i. Deslocação

ii.   Laxidade articular

iii.   Subluxação

  g) Hipomobilidade temporomandibular

i.   Anquilose: anquilose verdadeira (óssea ou fibrosa) ou pseudo-anquilose

ii.   Fibrose pós-radiação

iii.   Trismo

  h) Trauma

i.   Contusão

ii.   Fratura

iii.   Hemorragia intracapsular

iv.   **B. Afecções dos músculos mastigatórios (extra-articulares)**

i.   Mialgia local

ii.   Distúrbio de dor miofascial

iii.   Contractura miofibrótica

iv.   Miosite

v.   Mioespasmo

vi.   Neoplasia

BIOMECÂNICA DA TMJ

A ATM é um sistema articular extremamente complexo.

A ATM é uma articulação composta.

A sua estrutura e função podem ser divididas em dois sistemas distintos: -

b) Complexo do disco do côndilo **(cavidade articular inferior)**: - Permite apenas a rotação do disco na superfície articular do côndilo.

c) Complexo do disco do côndilo a funcionar contra a superfície da fossa mandibular **(cavidade articular superior)**

- Permite a translação entre a superfície superior do disco articular e a fossa mandibular.

- A estabilidade da articulação é mantida pela atividade constante dos músculos que puxam a articulação, principalmente os elevadores.

- A largura do espaço do disco articular varia com a pressão intra-articular.

    o Quando a pressão é baixa, como na posição de repouso fechada, o espaço discal alarga-se.

    o Quando aumenta durante o cerrar dos dentes, o espaço discal estreita-se

- A lâmina retrodiscal superior é a única estrutura capaz de retrair o disco posteriormente no côndilo.

- O pterigoide lateral superior é tecnicamente o transferidor do disco.

- Durante a translação, a combinação da morfologia do disco com a pressão interarticular mantém o côndilo na zona intermédia e o disco é forçado a transladar para a frente com o côndilo. [15]

Pontos a ter em conta: -

i) Os ligamentos não participam ativamente na função normal da ATM. Actuam como fios-guia, restringindo certos movimentos articulares enquanto permitem outros.

ii) Os ligamentos não se esticam. Se forem aplicadas forças de tração, tornam-se alongados (ou seja, aumentam de comprimento), mas se isso acontecer a função da articulação fica comprometida.

iii) As superfícies articulares da ATM devem ser mantidas em contacto permanente.

Para isso, os músculos do elevador estão sempre num estado de contração mínima, designado por tónus.

FUNÇÃO NEUROMUSCULAR:

As 2 acções reflexas gerais são importantes no sistema mastigatório.

a) Reflexo miotático

b) Reflexo nociceptivo

a) **Reflexo Miotático**: - É o único reflexo monossináptico da mandíbula.

O reflexo pode ser demonstrado observando o músculo masseter enquanto é aplicada uma força súbita para baixo no queixo.

b) **Reflexo nociceptivo**: - O reflexo nociceptivo é um reflexo polissináptico a estímulos nocivos e, por isso, é considerado protetor. No sistema mastigatório, este reflexo torna-se ativo quando um objeto duro é subitamente encontrado durante a mastigação. Quando o dente é forçado a descer sobre o objeto duro, é gerado um estímulo nocivo súbito que sobrecarrega as estruturas periodontais. [15]

Acidente vascular cerebral por MASTIGAÇÃO:

Quando os movimentos mastigatórios normais são comparados com os de pessoas que sofrem de dor na ATM, podem ser observadas diferenças acentuadas. As pessoas normais mastigam com movimentos mastigatórios que são bem arredondados, com limites definidos e menos repetidos. Quando se observam os movimentos de mastigação de pessoas com dor na ATM, observa-se um padrão repetido. Os movimentos são muito mais curtos e lentos e têm um trajeto irregular. Estas trajectórias mais lentas, irregulares mas repetidas, parecem estar relacionadas com o movimento funcional alterado do côndilo em torno do qual se centra   a dor.

Posição óptima da articulação ortopédica estável:

Do ponto de vista anatómico, pode concluir-se que a posição mais superior e anterior do côndilo apoiado no disco contra as vertentes posteriores das eminências articulares é a posição articular ortopédica óptima e estável (fig.16).

Do ponto de vista da função muscular, também parece que esta posição musculoesquelética estável dos côndilos é óptima. [13]

Um valor adicional é que também tem a vantagem protética de ser reprodutível. Uma vez que nesta posição, os côndilos estão numa posição de borda superior, pode esperar-se um movimento de dobradiça terminal repetível.

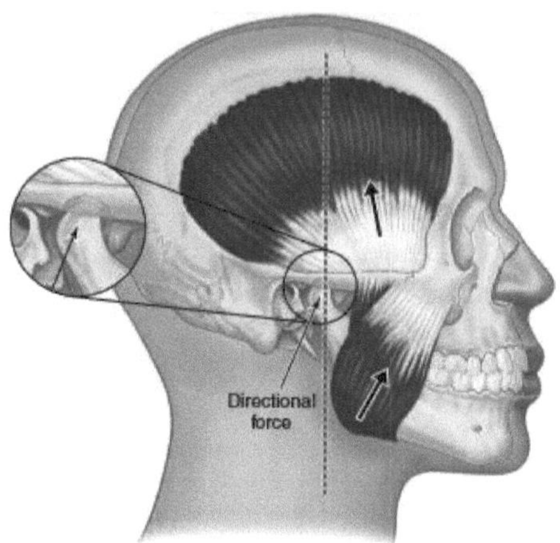

Figura 16: A força direcional dos músculos elevadores primários (temporal, masseter e pterigóideo medial) é para assentar os côndilos nas fossas numa posição superoanterior.

Oclusão funcional óptima: (fig. 15)

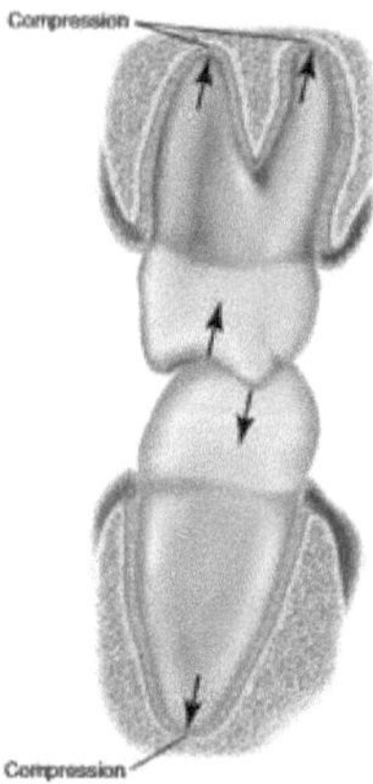

Figura 17: Quando as pontas das cúspides entram em contacto com superfícies planas, a força resultante é dirigida verticalmente através dos eixos longos dos dentes (setas). Este tipo de força é bem aceite pela PDL.

i)   Quando a boca se fecha, a área condilar está na posição mais superoanterior, repousando sobre as vertentes posteriores da eminência articular com o disco devidamente interposto.

   - Nesta posição, existe um contacto uniforme e simultâneo de todos os dentes posteriores.

   - Os dentes anteriores têm um contacto mais leve do que os dentes posteriores.

ii)   Todos os contactos dentários fornecem carga axial de forças oclusais.

iii)   Quando a mandíbula se move para uma posição laterotrusiva, existem contactos dentários guiados adequados no lado laterotrusivo (de trabalho) para desocluir imediatamente o lado mediotrusivo (não de trabalho). O mais desejável é a orientação canina.

iv)   Quando as mandíbulas se movem para uma posição protrusiva, existem contactos dentários adequados nos dentes anteriores para desocluir imediatamente todos os dentes posteriores.

v)   Na posição de alimentação alerta, os contactos dentários posteriores são mais pesados do que os contactos dentários anteriores. [8, 13, 15]

MECÂNICA DO MOVIMENTO MANDIBULAR

O movimento mandibular ocorre como uma série complexa de actividades de rotação e translação tridimensionais inter-relacionadas. É determinado pelas actividades combinadas e simultâneas de ambas as articulações temporomandibulares (ATM).

Tipos de movimento

Na ATM ocorrem dois tipos de movimento: rotacional e translacional.

MOVIMENTO DE ROTAÇÃO:

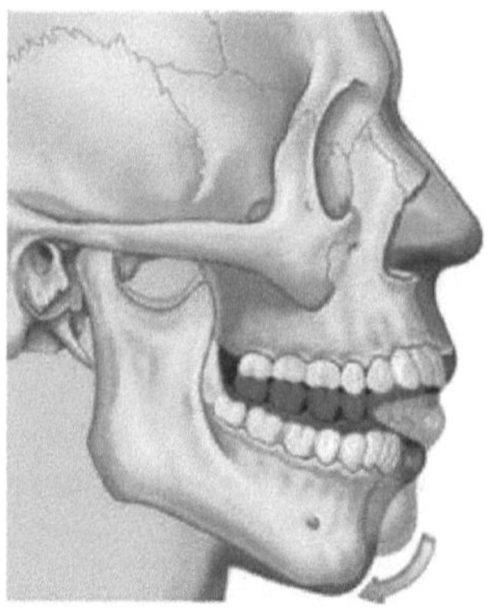

O Dorland's Medical Dictionary define rotação como "o processo de girar em torno de um eixo: movimento de um corpo em torno do seu eixo". No sistema mastigatório, a rotação ocorre quando a boca abre e fecha em torno de um ponto fixo ou eixo dentro dos côndilos. Por outras palavras, os dentes podem ser separados e depois ocluídos sem alteração da posição dos côndilos. Na ATM, a rotação ocorre como um movimento dentro da cavidade inferior da articulação. É, portanto, um movimento entre a superfície superior do côndilo e a superfície inferior do disco articular. O movimento rotacional da mandíbula pode ocorrer em todos os três planos de referência: horizontal, frontal (vertical) e sagital. Em cada plano, ele ocorre em torno de um ponto, chamado de eixo.

Eixo de rotação horizontal:

O movimento mandibular em torno do eixo horizontal é um movimento de abertura e fecho. É referido como um movimento de dobradiça, e o eixo horizontal em torno do qual ocorre é, portanto, referido como o eixo da dobradiça. O movimento de dobradiça é provavelmente o único exemplo de atividade mandibular em que ocorre um movimento rotacional "puro". Em todos os outros movimentos, a rotação em torno do eixo é acompanhada de translação do eixo. Quando os côndilos estão em sua posição mais superior nas fossas articulares e a boca está puramente girada para abrir, o eixo em torno do qual o movimento ocorre é chamado de eixo da dobradiça terminal. O movimento de rotação em torno da charneira terminal pode ser facilmente demonstrado, mas raramente ocorre durante a função normal.

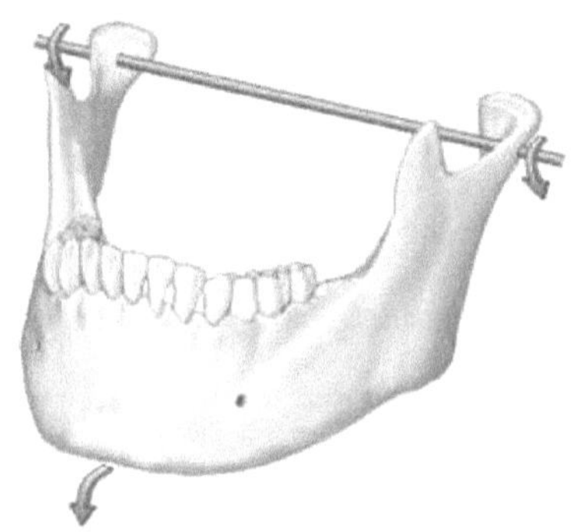

Eixo de rotação frontal (vertical):

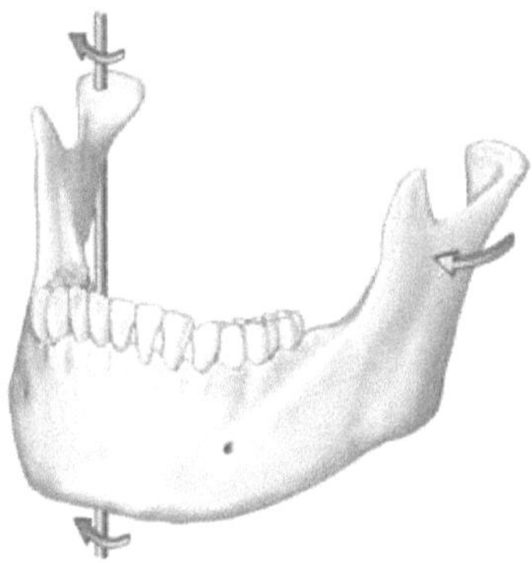

O movimento mandibular em torno do eixo frontal ocorre quando um côndilo se move anteriormente para fora da posição de articulação terminal, com o eixo vertical do côndilo oposto permanecendo na posição de articulação terminal. Devido à inclinação da eminência articular, que determina que o eixo frontal se incline à medida que o côndilo em movimento ou em órbita se desloca anteriormente, este tipo de movimento isolado não ocorre naturalmente.

Eixo de rotação sagital:

O movimento mandibular em torno do eixo sagital ocorre quando um côndilo se desloca inferiormente enquanto o outro permanece na posição de dobradiça terminal. Como os ligamentos e a musculatura da ATM impedem um deslocamento inferior do côndilo (luxação), esse tipo de movimento isolado não ocorre naturalmente. No entanto, ele ocorre em conjunto com outros movimentos, quando o côndilo orbitário se move para baixo e para frente através da eminência articular

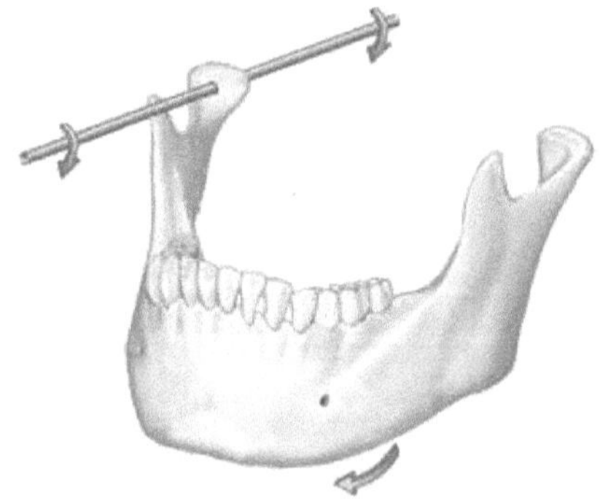

Movimento **de translação**

A translação pode ser definida como um movimento em que todos os pontos do objeto em movimento têm simultaneamente a mesma velocidade e direção. No sistema mastigatório, ocorre quando a mandíbula se move para frente, como na protrusão. Os dentes, os côndilos e os ramos movem-se todos na mesma direção e no mesmo grau. A translação ocorre na cavidade superior da articulação, entre a superfície superior do disco articular e a superfície inferior da fossa articular (ou seja, entre o complexo disco-côndilo e a fossa articular). Durante a maioria dos movimentos normais da mandíbula, tanto a rotação como a translação ocorrem simultaneamente; ou seja, enquanto a mandíbula está a rodar em torno de um ou mais eixos, cada um dos eixos está a transladar (mudando a sua orientação no espaço).

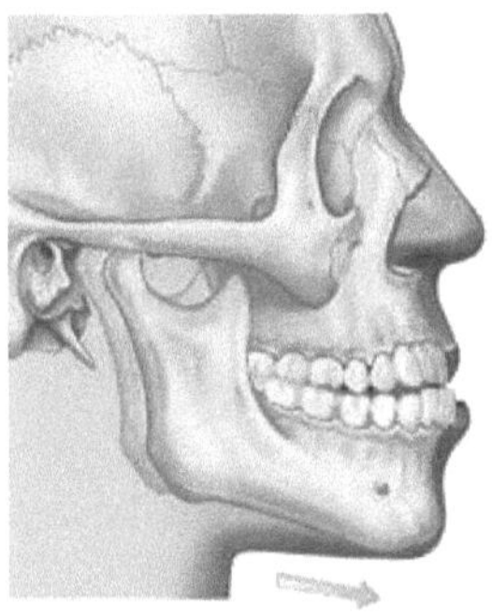

HISTÓRIA E EXAME DA DMT

O objetivo da anamnese e do exame de rastreio é identificar os doentes com sinais e sintomas subclínicos com os quais o doente pode não estar relacionado, mas que estão normalmente associados a perturbações funcionais do sistema mastigatório.

Características a incluir no historial: -

I. A queixa principal (pode ser mais do que uma)

    A. Localização da dor

    B. Início da dor

        1. Associado a outros factores

        2. Progressão

    C. Características da dor

        1. Qualidade da dor

        2. Comportamento da dor

            a. Temporal

            b. Duração

            c. Localização

        3. Intensidade da dor

        4. Sintomas concomitantes

        5. Fluxo da dor

    D. Factores agravantes e atenuantes

        1. Função e parafunção

        2. Modalidades físicas

        3. Medicamentos

        4. Stress emocional

        5. Perturbações do sono

        6. Contencioso

    E. Consultas e/ou tratamentos anteriores

F. Relação com outras queixas de dor

II. Antecedentes médicos

III. Revisão dos sistemas

IV. **Avaliação** psicológica

Exame clínico: -

1. Exame não mastigatório

    a. Exame dos nervos cranianos

    b. Exame oftalmológico

    c. Exame do ouvido

    d. Exame do colo do útero

2. Exame mastigatório

    a. Exame muscular

        i. Palpação digital dos músculos

        ii. Manipulação funcional

        iii. Distância interincisal maxilar

    b. Exame da articulação temporomandibular

        i. Dores nas articulações

        ii. Disfunção articular - sons articulares

                    restrições conjuntas

    c. Exame dentário

        i. Mobilidade

        ii. Pulpite

        iii. Desgaste dos dentes

        iv. Exame oclusal [8,13]

3. Teste de diagnóstico adicional

    a. Imagiologia da ATM

i. Técnicas radiográficas - OPG

Vista transcraniana lateral

Vista transfaríngea

Vista transmaxilar AP

Tomografia

Artrografia

Tomografia computorizada

Exame ósseo

ii. Moldes montados
iii. Eletromiografia
iv. Dispositivos de rastreio mandibular
v. Sonografia
vi. Termografia
vii. Análise de vibrações [8,13]

EXAME CLÍNICO

Uma vez obtida a história e discutida exaustivamente com o doente, é efectuado um exame clínico. Este deve identificar quaisquer variações relativamente à saúde e função normais do sistema mastigatório. Devido à complexidade dos distúrbios de dor de cabeça e pescoço, é importante que certas estruturas não mastigatórias sejam examinadas, pelo menos grosseiramente, com o objetivo de excluir outros distúrbios possíveis.19 Mesmo antes de examinar as estruturas mastigatórias, é importante avaliar a função grosseira dos nervos cranianos e dos olhos, ouvidos e pescoço. Se forem identificados achados anormais, é indicado um encaminhamento imediato para a especialidade apropriada.

Exame do nervo craniano

Os 12 nervos cranianos fornecem informações sensoriais ao cérebro e recebem impulsos motores do mesmo. Qualquer problema grave relacionado com a sua função deve ser identificado para que as condições anormais possam ser imediata e adequadamente tratadas. O tratamento de um problema neurológico com técnicas dentárias não só não resolverá o problema, como também é suscetível de ser perigoso, porque o tratamento adequado pode ser adiado. O dentista não precisa de ter formação como neurologista. De facto, o exame dos nervos cranianos não precisa de ser complexo. Qualquer terapeuta que avalie regularmente problemas de dor pode testar a função grosseira dos nervos cranianos, o que pode ajudar a excluir doenças neurológicas. A utilização dos seguintes procedimentos de avaliação simples pode avaliar cada nervo.

Nervo Olfativo (I) O primeiro nervo craniano tem fibras sensoriais com origem na membrana mucosa da cavidade nasal e proporciona a sensação de cheiro. É testado pedindo ao doente para detetar diferenças entre os odores de hortelã-pimenta, baunilha e chocolate. (Também é necessário determinar se o nariz do doente está ou não obstruído. Isto pode ser feito pedindo ao doente que expire por via nasal para um espelho. O embaciamento do espelho em ambas as narinas indica um fluxo de ar adequado.

Nervo ótico (II) O segundo nervo craniano, também sensorial, com fibras que se originam na retina, proporciona a visão. É testado fazendo com que o doente tape um olho e leia algumas frases. O outro olho é examinado da mesma forma. O campo visual é avaliado colocando-se atrás do doente e aproximando lentamente os seus dedos da vista. O doente deve indicar o momento em que os dedos aparecem pela primeira vez. Normalmente, não existe qualquer variação entre o momento em que os dedos são vistos à direita e à esquerda.

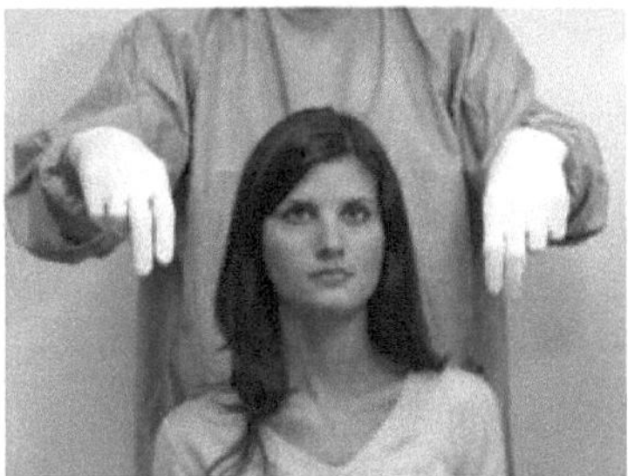

Nervos oculomotores, trocleares e abducentes (III, IV, VI) O terceiro, quarto e sexto nervos cranianos, que fornecem fibras motoras aos músculos extra-oculares, são testados fazendo com que o doente siga o seu dedo enquanto faz um x. Ambos os olhos devem mover-se suave e similarmente enquanto seguem o seu dedo. As pupilas devem ser do mesmo tamanho e arredondadas e devem reagir à luz através de uma constrição. O reflexo de acomodação é testado fazendo com que o doente mude a focagem de um objeto distante para um objeto próximo. As pupilas devem contrair-se à medida que o objeto (o seu dedo) se aproxima do rosto do doente. Não só devem contrair-se à luz direta, como também devem contrair-se à luz dirigida ao outro olho (reflexo de luz consensual).

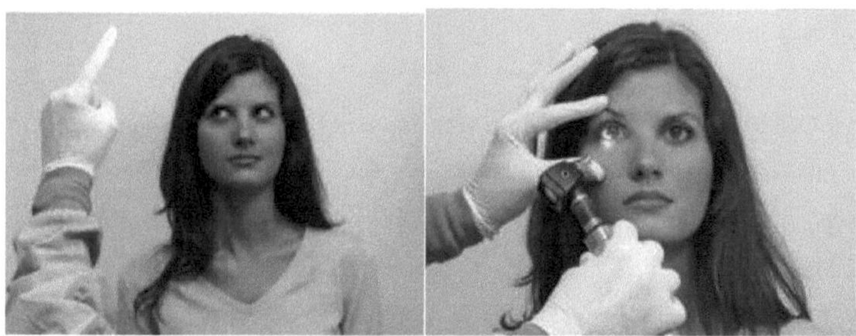

Nervo Trigêmeo (V). O quinto nervo craniano é sensorial (da face, couro cabeludo, nariz e boca) e motor (para os músculos da mastigação). A entrada sensorial é testada acariciando ligeiramente a face com uma ponta de algodão bilateralmente em três regiões: testa, bochecha e maxilar inferior. Isto dará uma ideia aproximada da função dos ramos oftálmico, maxilar e mandibular do trigémeo. O doente deve descrever sensações semelhantes em cada lado. O trigémeo também contém fibras sensoriais da córnea. Os reflexos da córnea podem ser testados observando o pestanejar do doente (VII nervo) em resposta a um ligeiro toque na córnea (V nervo) com um algodão ou tecido esterilizado. O input motor grosseiro é testado fazendo o doente cerrar os punhos enquanto se apalpam os músculos masseter e temporal. Os músculos devem contrair-se bilateralmente de forma igual.

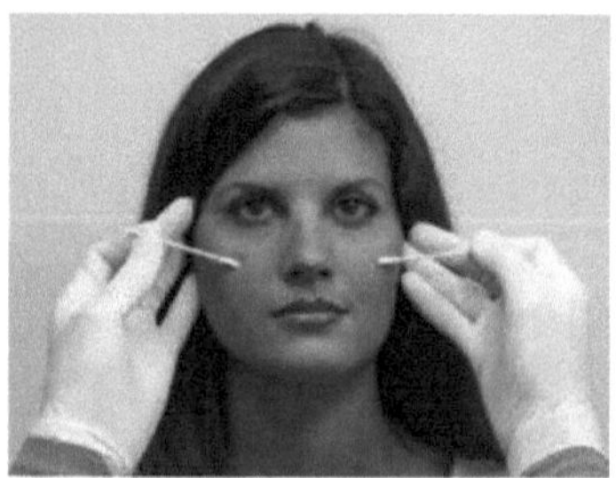 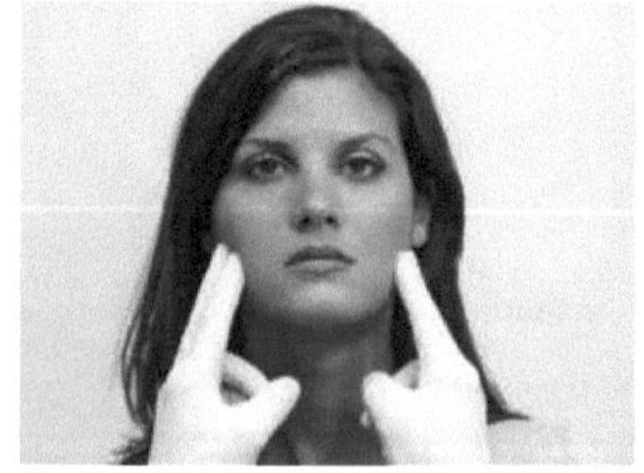

Nervo facial (VII). O sétimo nervo craniano é também sensorial e motor. A componente sensorial, que fornece sensações gustativas a partir da porção anterior da língua, é testada pedindo ao doente para distinguir entre açúcar e sal usando apenas a ponta da língua. O componente motor, que inerva os músculos da expressão facial, é testado pedindo-se ao paciente que levante as duas sobrancelhas, sorria e mostre os dentes inferiores. Durante estes movimentos, são registadas quaisquer diferenças bilaterais.

Nervo acústico (VIII). Também chamado vestibulococlear, o oitavo nervo craniano fornece os sentidos do equilíbrio e da audição. O doente deve ser questionado sobre quaisquer alterações recentes na postura erecta ou na audição, especialmente se estiverem associadas ao problema que iniciou a consulta. Se houver dúvidas em relação ao equilíbrio, pedir ao doente que caminhe do calcanhar aos pés ao longo de uma linha reta. A audição grosseira pode ser avaliada esfregando um fio de cabelo entre o primeiro dedo e o polegar junto ao ouvido do doente e registando qualquer diferença entre as sensibilidades direita e esquerda.

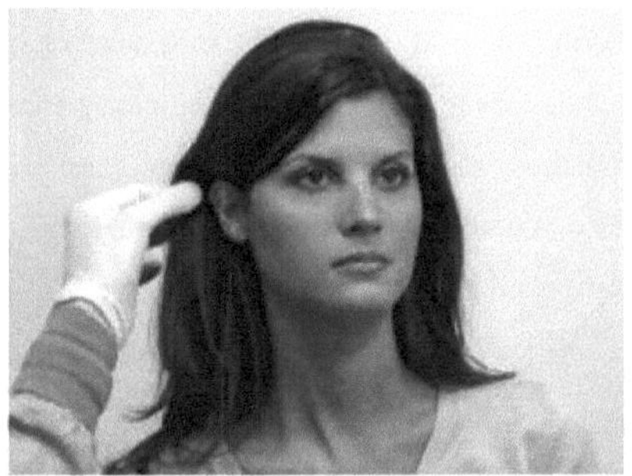

Nervos glossofaríngeo e vago (IX, X). O nono e o décimo nervos cranianos são testados em conjunto porque ambos fornecem fibras para a parte posterior da garganta. Pede-se ao doente que diga "ah" e observa-se o palato mole para detetar elevações simétricas. O reflexo de vómito é testado tocando em cada lado da faringe

Nervo acessório (XI). O nervo acessório espinhal fornece fibras para os músculos trapézio e esternocleidomastoideo. A entrada motora para o trapézio é testada pedindo ao paciente para encolher os ombros contra a resistência. O esternocleidomastóideo é testado pedindo ao doente que mova a cabeça primeiro para a direita e depois para a esquerda contra resistência. Registar quaisquer diferenças na força muscular.

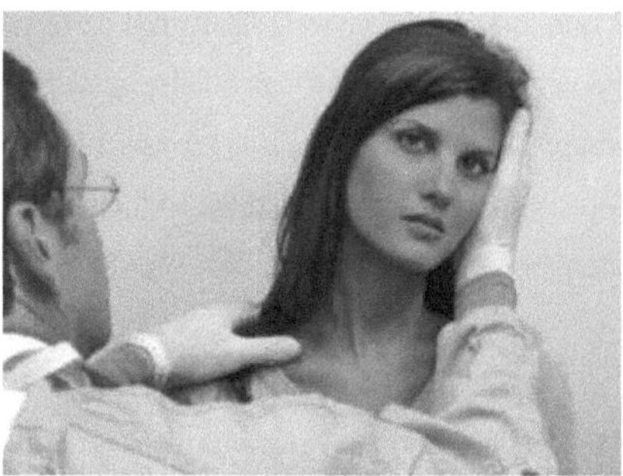

Nervo hipoglosso (XII). O décimo segundo nervo craniano fornece fibras motoras para a língua. Para o testar, pedir ao doente para fazer a protrusão da língua e anotar qualquer desvio lateral não controlado ou consistente. A força da língua também pode ser avaliada pedindo ao doente para empurrar lateralmente contra uma lâmina de língua.

EXAME OFTALMOLÓGICO

O doente é questionado sobre a sua visão e quaisquer alterações recentes, especialmente as associadas ao motivo pelo qual procura tratamento. Tal como no exame dos nervos cranianos, são suficientes técnicas simples para testar a visão grosseira. Tapa-se o olho esquerdo do doente e pede-se-lhe que leia algumas frases de um papel. O outro olho é examinado da mesma forma. Regista-se qualquer diplopia ou turvação da visão e verifica-se se esta está relacionada com o problema da dor. A dor sentida nos olhos ou à volta deles é anotada e se a leitura a afecta ou não. A vermelhidão da conjuntiva deve ser registada, bem como qualquer lacrimejo ou inchaço das pálpebras.

EXAME DO OUVIDO

Cerca de 70% dos pacientes que se queixam de dor na ATM também se queixam de desconforto no ouvido. A proximidade do ouvido com a ATM e os músculos da mastigação, bem como a sua inervação trigeminal comum, cria uma condição frequente para o encaminhamento da dor. Embora poucos destes doentes tenham uma doença real do ouvido, quando a têm é importante identificá-la e encaminhar o doente para tratamento adequado. Qualquer dentista que trate de DTMs deve tornar-se competente no exame do ouvido para detetar patologias graves. A audição deve ser verificada tal como no exame do oitavo nervo craniano. A infeção do meato auditivo externo (otite externa) pode ser identificada simplesmente empurrando o tragus para dentro. Se isto provocar dor, pode tratar-se de uma infeção do ouvido externo e o doente deve ser encaminhado para um otorrinolaringologista. Será necessário utilizar um otoscópio para visualizar a membrana timpânica e detetar inflamações, perfurações ou fluidos.

EXAME CERVICAL

A dor e a disfunção cervico-espinhal podem transmitir a dor ao aparelho mastigatório. Uma vez que se trata de uma ocorrência frequente, é importante avaliar o pescoço para detetar dor ou dificuldades de movimento. É fácil efetuar um exame de despistagem simples para detetar perturbações craniocervicais. A mobilidade do pescoço é examinada em termos de amplitude e sintomas. Pede-se ao doente que olhe primeiro para a direita e depois para a esquerda. Deve haver pelo menos 70 graus de rotação em cada direção. Em seguida, pede-se ao doente que olhe para cima o mais possível (extensão) e depois para baixo o mais possível (flexão). Normalmente, a cabeça deve estender-se cerca de 60 graus para trás e fletir 45 graus para baixo. Por fim, pede-se ao doente que dobre o pescoço para a direita e para a esquerda. Deve ser possível efetuar uma flexão de aproximadamente 40 graus para cada lado. Qualquer dor é registada e qualquer limitação de movimento é cuidadosamente investigada para determinar se a sua origem é um problema muscular ou vertebral. Quando os doentes com amplitude de movimento limitada podem ser passivamente esticados até uma amplitude maior, a origem é geralmente muscular. Os doentes com problemas vertebrais não podem normalmente ser esticados até uma amplitude maior. Se o clínico suspeitar que o doente tem uma perturbação craniocervical, está indicado um encaminhamento adequado para uma avaliação mais completa (cervicoespinal). Isto é muito importante, uma vez que as perturbações craniocervicais podem estar intimamente associadas a sintomas de DTM.

Uma vez avaliados os nervos cranianos, os olhos, os ouvidos e a zona cervicoespinal, procede-se ao exame do aparelho mastigatório. O exame mastigatório consiste na avaliação de três estruturas principais: os músculos, as articulações e os dentes. O exame muscular é utilizado para avaliar a saúde e a função dos músculos. Um exame da ATM é utilizado para avaliar a saúde e a função das articulações. Um exame oclusal é utilizado para avaliar a saúde e a função dos dentes e das suas estruturas de suporte.

EXAME **DA ARTICULAÇÃO TEMPOROMANDIBULAR**

As ATMs são examinadas para detetar quaisquer sinais ou sintomas associados a dor e disfunção. As radiografias, bem como outras técnicas de imagiologia, também podem ser utilizadas para avaliar a articulação e serão discutidas mais adiante na secção sobre Exames de diagnóstico adicionais.

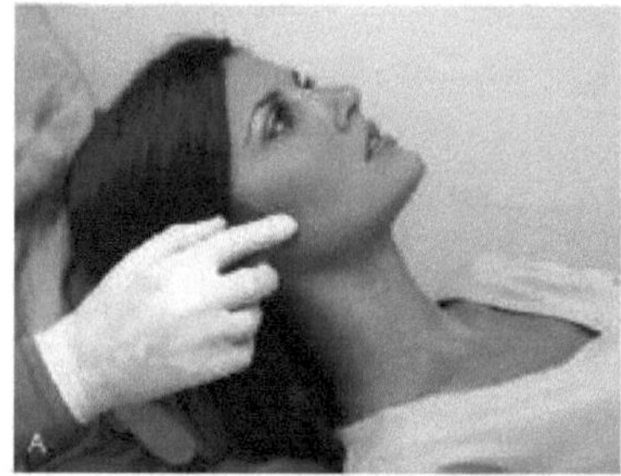
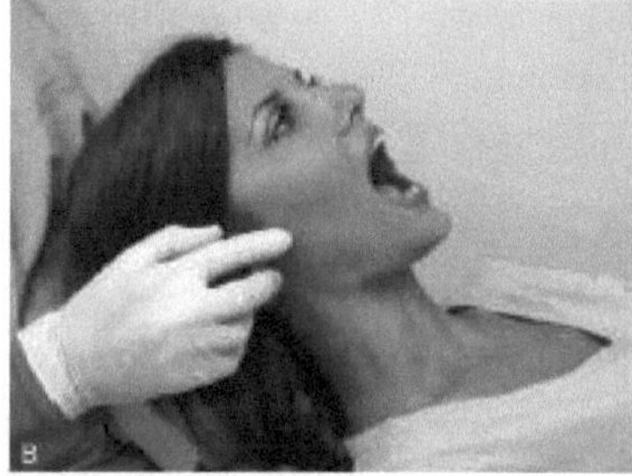
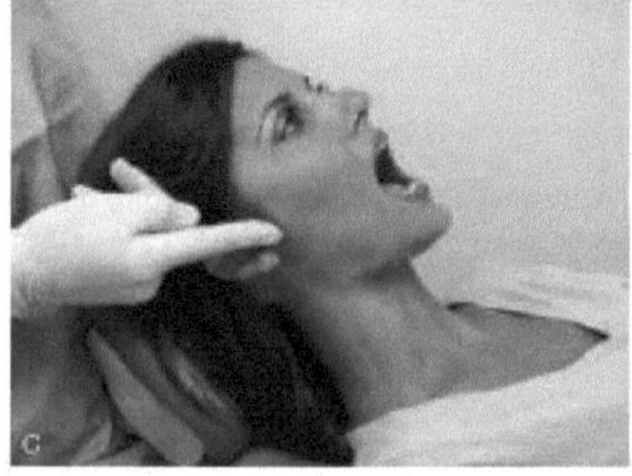

Dor **na articulação temporomandibular**

A dor ou sensibilidade das ATMs é determinada pela palpação digital das articulações quando a mandíbula está parada e durante o movimento dinâmico. As pontas dos dedos são colocadas simultaneamente sobre os aspectos laterais de ambas as áreas articulares. Se houver dúvidas quanto à posição correcta dos dedos, pede-se ao doente que abra e feche algumas vezes. As pontas dos dedos devem sentir os pólos laterais dos côndilos a passar para baixo e para a frente através das eminências articulares. Uma vez verificada a posição dos dedos sobre as articulações, o doente relaxa e é aplicada uma força medial nas áreas articulares. Pede-se ao doente que comunique eventuais sintomas, que são registados com o mesmo código numérico utilizado para os músculos. Uma vez registados os sintomas numa posição estática, o doente abre e fecha e são registados quaisquer sintomas associados a este movimento. Quando o doente abre ao máximo, os dedos devem ser rodados ligeiramente para trás para aplicar força no aspeto posterior do côndilo. A capsulite posterior e a retrodiscite são avaliadas clinicamente desta forma.

Para avaliar a ATM de forma eficaz, é necessário ter um bom conhecimento da anatomia da região. Quando os dedos estão corretamente posicionados sobre os pólos laterais dos côndilos e o paciente é solicitado a cerrar o punho, sente-se muito pouco ou nenhum movimento. No entanto, se os dedos estiverem mal posicionados apenas 1 cm antes do pólo lateral e o doente for solicitado a cerrar o punho, a porção profunda do masseter pode ser sentida a contrair-se. Esta diferença muito ligeira no posicionamento dos dedos pode influenciar a interpretação do examinador relativamente à origem da dor. É também importante ter em atenção que uma porção da glândula parótida se estende até à região da articulação e que os sintomas parotídeos podem surgir nesta área. O examinador deve ser astuto para identificar se os sintomas têm origem na articulação, no músculo ou na glândula. A base do tratamento será determinada por esta avaliação.

Disfunção da articulação temporomandibular

A disfunção das articulações temporomandibulares pode ser dividida em dois tipos: sons articulares e restrições articulares.

Sons conjuntos.

Os sons das articulações são estalidos ou crepitações. Um estalido é um som único de curta duração. Se for relativamente alto, é por vezes referido como um estalido. A crepitação é um som múltiplo, semelhante a um cascalho, descrito como sendo rangente e complicado. A crepitação está mais frequentemente associada a alterações osteoartríticas das superfícies articulares da articulação. Os sons articulares podem ser percepcionados colocando as pontas dos dedos sobre as superfícies laterais da articulação e fazendo com que o doente abra e feche. Muitas vezes, podem ser sentidos com as pontas dos dedos. Pode ser efectuado um exame mais cuidadoso utilizando um estetoscópio ou um dispositivo de registo de sons articulares. Se estes aparelhos forem utilizados, o médico deve ter em conta que são mais sensíveis e, por conseguinte, detectarão muitos mais sons do que a simples palpação. Embora uma maior deteção possa parecer melhor, nem sempre é esse o caso. A questão é a forma como os dados serão utilizados. Muitos sons articulares não são clinicamente significativos e, por isso, esta maior deteção pode não ter significado. De facto, uma maior deteção pode conduzir o médico a um tratamento inadequado. Por conseguinte, deve ser efectuada uma análise exaustiva do significado dos sons articulares antes de os dados terem significado clínico. Na maioria dos casos, as técnicas de palpação são adequadas para registar os sons articulares. Não só deve ser registado o carácter dos sons articulares (estalido ou crepitação), mas também o grau de abertura mandibular (distância interincisal) associado ao som. De igual importância é o facto de o som ocorrer durante a abertura ou o fecho ou poder ser ouvido (ou sentido) durante ambos os movimentos (ou seja, um estalido recíproco).

Não é aconselhável examinar a articulação em busca de sons colocando os dedos nos ouvidos do doente. Foi demonstrado que esta técnica pode efetivamente produzir sons articulares que não estão presentes durante o funcionamento normal da articulação. Pensa-se que esta técnica força a cartilagem do canal auditivo contra o aspeto posterior da articulação e que ou este tecido produz sons ou esta força desloca o disco, que produz os sons adicionais. A presença ou ausência de sons articulares dá uma ideia da posição do disco. No entanto, deve ter-se em atenção que a ausência de sons nem sempre significa uma posição normal do disco. Num estudo51 , verificou-se que 15% das articulações silenciosas e assintomáticas apresentavam deslocações do disco nos artrogramas. A informação recebida durante o exame das articulações deve ser avaliada em relação a todos os outros achados do exame. Restrições articulares. Os movimentos dinâmicos da mandíbula são observados para detetar quaisquer irregularidades ou restrições. As características das restrições intracapsulares já foram descritas em relação ao exame muscular. São anotados todos os movimentos mandibulares que estejam limitados ou que apresentem características anormais de trajetória. Os principais resultados dos exames muscular e da ATM são registados numa ficha de resultados do tratamento. Este formulário tem espaço para registar as informações recebidas nas consultas seguintes, após o início da terapia, permitindo assim ao terapeuta fazer uma avaliação rápida do efeito do tratamento sobre os sintomas

Physical examination directed toward mandibular dysfunction	
Examination	**Observations**
Inspection	Facial asymmetry, swelling, and masseter and temporal muscle hypertrophy Opening pattern (corrected and uncorrected deviations, uncoordinated movements, limitations)
Assessment of range of mandibular movement	Maximum opening with comfort, with pain, and with clinician assistance Maximum lateral and protrusive movements
Palpation examination	Masticatory muscles TMJs Neck muscles and accessory muscles of the jaw Parotid and submandibular areas Lymph nodes
Provocation tests	Static pain test (mandibular resistance against pressure) Pain in the joints or muscles with tooth clenching Reproduction of symptoms with chewing (wax, sugarless gum)
Intraoral examination	Signs of parafunction (cheek or lip biting, accentuated linea alba, scalloped tongue borders, occlusal wear, tooth mobility, generalized sensitivity to percussion, thermal testing, multiple fractures of enamel and restorations)

RASTREIO DE PERTURBAÇÕES TEMPOROMANDIBULARES EM PACIENTES ORTODÔNTICOS

Os pacientes que se apresentam para diagnóstico e tratamento ortodôntico devem fazer um exame oral completo antes de iniciar o processo de avaliação ortodôntica. O rastreio oro-dentário tradicional inclui três componentes principais: (1) história de cárie e situação dentária atual, (2) história periodontal e achados actuais preocupantes, e (3) rastreio do cancro oral e exame dos tecidos moles.

No entanto, há um quarto item que precisa ser incluído na lista acima mencionada, ou seja, uma avaliação da região orofacial com ênfase nas articulações temporomandibulares (ATMs) e estruturas musculoesqueléticas associadas. O principal objetivo desta avaliação é determinar se o paciente tem uma desordem temporomandibular (DTM). A Associação Americana de Ortodontistas tem apenas uma breve recomendação sobre este assunto nas suas Directrizes Clínicas:

Uma avaliação [deve ser efectuada] da articulação temporomandibular e da musculatura associada para avaliar a função e a doença.

Além da necessidade de triagem de rotina de todos os potenciais pacientes ortodônticos para a presença de uma DTM, o ortodontista também deve estar preparado para lidar com pacientes que apresentam sintomas de dor orofacial. As três situações a seguir podem ocorrer em qualquer consultório ortodôntico: 1. O ortodontista pode ter um paciente encaminhado especificamente para problemas de DTM. 2. Sinais e sintomas de DTM podem surgir durante o tratamento ortodôntico. 3. Um paciente que terminou o tratamento pode desenvolver DTM após o tratamento ortodôntico.

PROTOCOLO RECOMENDADO (1982) PARA O RASTREIO DE PACIENTES QUANTO A PERTURBAÇÕES TEMPOROMANDIBULARES

Screening history for temporomandibular disorders	Screening examination for temporomandibular disorders
Do you have difficulty opening your mouth?	Inspection for facial asymmetry
Do you hear noises from the jaw joints?	Evaluation of jaw movements
Does your jaw get "stuck, locked, or go out?"	Palpation for muscle or joint tenderness
Do you have pain in or about your ears or cheeks?	Palpation for clicking, crepitus, abnormal movements (incoordination)
Do you have pain on chewing? Wide opening?	
Does your bite feel uncomfortable/ unusual?	
Have you had injury to jaw, head, or neck?	
Have you ever had arthritis?	
Have you previously been treated for TMD?	

AVALIAÇÃO DOS DOENTES QUE APRESENTAM OU DESENVOLVEM SINTOMAS DE DTM

Os sinais e sintomas associados a esses distúrbios são, muitas vezes, semelhantes aos que surgem de outras origens não musculoesqueléticas (neurológicas, neurovasculares, neoplásicas e glandulares). Esses pontos em comum podem criar um cenário confuso para o ortodontista que não tenha sido treinado no diagnóstico desses problemas. Infelizmente, existe a possibilidade de erros de interpretação, diagnóstico e tratamento, com potencial de morbidade e mortalidade, por isso é importante que o ortodontista seja capaz de realizar esse diagnóstico diferencial preliminar.

Se os pacientes apresentarem sinais/sintomas de uma condição de DTM, os ortodontistas serão confrontados com duas escolhas. Eles podem tratar o problema de DTM desse paciente antes de iniciar as intervenções ortodônticas, ou podem encaminhar para um colega com experiência na área de DTM e dor orofacial. Se for feita a escolha de tratar este indivíduo, então isso deve ser feito de acordo com as directrizes atualmente aceites para o diagnóstico e tratamento das DTMs. A aceitação dessa responsabilidade deve ser feita com o entendimento de que, de acordo com revisões sistemáticas recentes, o tratamento ortodôntico não é a causa nem a cura para a DTM.

É essencial perguntar se o paciente tem alguma das condições comórbidas bem conhecidas que são frequentemente encontradas em pacientes com DTM, como certas dores de cabeça, distúrbios afectivos (ansiedade e depressão) e distúrbios não orgânicos (funcionais), como fibromialgia, síndrome do intestino irritável, cistite intersticial/síndrome de dor na bexiga, dor pélvica crónica e vulvodínia. A linha seguinte de perguntas deve ser direccionada para a história médica, dentária e psicossocial. A história médica deve inquirir sobre cirurgias anteriores, hospitalizações, traumatismos, doenças, anomalias de desenvolvimento e adquiridas, perturbações do sono e perturbações respiratórias relacionadas com o sono, alergias e utilização de medicação (incluindo medicamentos prescritos, de venda livre, suplementos de ervas e vitaminas e consumo de drogas ilícitas). A história dentária deve incluir informações sobre doenças dentárias anteriores, tratamento e história de hábitos (acordado e a dormir). Em seguida, deve ser feita uma história psicossocial que inclua uma discussão sobre questões sociais, comportamentais e psicológicas; situação profissional, recreativa e familiar; litígio, incapacidade ou questões de ganho secundário.

Os exames complementares podem ser solicitados se os resultados obtidos aumentarem a capacidade do ortodontista de desenvolver um diagnóstico definitivo e/ou de fornecer um tratamento adequado. Um dos exames complementares a ser considerado é a imagiologia dentária (bitewing, periapical e radiografias panorâmicas) e/ou imagiologia médica (tomografia computorizada, tomografia computorizada de feixe cónico, ressonância magnética, radionucleotideo e ultrassonografia). A imagiologia da ATM justifica-se quando a história ou o exame, ou ambos, são indicativos de uma condição patológica recente ou progressiva da articulação; disfunção significativa ou alteração da amplitude dos movimentos mandibulares; ou alterações significativas e frequentemente súbitas da oclusão (mordida aberta anterior, mordida aberta posterior e desvio mandibular). Outros testes adjuvantes a considerar são a anestesia de diagnóstico e os testes serológicos.

O QUE FAZER SE FOREM OBTIDOS RESULTADOS POSITIVOS DURANTE UM EXAME DE RASTREIO

Um exame de rastreio das DTM deve começar por fazer perguntas sobre os sintomas, tanto passados como actuais. A primeira pergunta deve ser: "Já alguma vez foi diagnosticado e/ou tratado para um problema de DTM?" Assumindo que a resposta é NÃO, deve perguntar-se ao doente se tem tido algum tipo de dor facial não dentária; no entanto, esta pergunta deve ser elaborada de modo a que as suas respostas sejam significativas para estabelecer um diagnóstico de DTM. Que tipo de dor tem ocorrido?

Com que frequência? Onde é que parece estar? Afectava as funções da mandíbula, como a mastigação? Ocorria apenas após funções extremas, como consultas dentárias longas, mastigação prolongada de pastilhas elásticas, etc.? Muitas pessoas referem ter tido uma experiência mínima de algum tipo de história de dor facial, muitas vezes relacionada com problemas dento-alveolares. Portanto, uma resposta positiva a uma pergunta sobre dor está longe de ser suficiente para classificar a pessoa como portadora de uma DTM.

O próximo sintoma a ser questionado é o estalido ou estalido da ATM. Se a resposta for positiva, mais uma vez devem ser feitas algumas perguntas importantes de qualificação: Quando é que o estalido começou? Tornou-se mais frequente ou mais alto? Está associado a alguma dor? O maxilar fica alguma vez "preso" ao tentar abrir ou fechar? O doente alguma vez comunicou o facto a um médico ou dentista?

Algumas perguntas sobre a dificuldade funcional devem fazer parte da história de sintomas. Os doentes devem ser questionados se notaram uma limitação na sua capacidade de abrir amplamente a boca; no entanto, é importante perguntar se isso sempre foi verdade ou se tem vindo a desenvolver-se ao longo do tempo. Deve ser-lhes perguntado se funções normais como mastigar alimentos duros, cantar num coro, bocejar muito, mascar pastilha elástica ou estar sentado durante uma longa consulta dentária produzem fadiga e dor; em caso afirmativo, este sintoma persiste ou desaparece rapidamente? Mais uma vez, existe a possibilidade de se tratar apenas de um problema situacional, mas também é possível que estas limitações funcionais sejam significativas.

Após a conclusão da parte da história do exame, o médico precisa de efetuar um exame físico para procurar sinais de DTM (e correlacioná-los com os sintomas, se possível). O primeiro fenómeno a procurar é o clique, o estalido ou outros ruídos da

ATM. Isto pode ser feito por palpação manual ou por ausculação com um estetoscópio; os clínicos podem ficar surpreendidos com a frequência com que um som é descoberto durante o exame, mas não foi relatado pelo paciente. Se o som da articulação for um clique simples, muitas vezes será mais alto ao abrir e mais suave ao fechar (clique recíproco) à medida que o côndilo ultrapassa a banda posterior do disco articular. Se o som for um ruído de rangido (crepitação), o doente deve ser questionado sobre uma história de artrite noutras articulações; se a ATM for a única articulação, podem ser colocadas questões sobre episódios dolorosos anteriores nessa área. A imagiologia não é necessária, quer do ponto de vista médico-legal, quer do ponto de vista clínico, para documentar este tipo de achado na ausência de dor e disfunção significativas.

Depois de reunir todas as informações acima mencionadas, o médico tem de decidir se os resultados positivos de um doente individual são de importância menor ou maior. Embora não exista uma linha absolutamente clara a traçar entre estas duas categorias, existem alguns pontos biológicos gerais a considerar. Em primeiro lugar, deve reconhecer-se que muitas pessoas têm desconfortos ortopédicos transitórios e disfunções em várias partes do corpo, a maior parte das quais são susceptíveis de se auto-resolverem; o sistema da ATM não é diferente a este respeito, pelo que as queixas de fadiga transitória menor da mandíbula ou episódios de dor não devem ser classificados como clinicamente significativos. Do ponto de vista objetivo, fenómenos como estalidos ou crepitações indolores na ATM, desvios de abertura, sensibilidade em determinadas áreas ou limitação não progressiva da abertura da mandíbula não podem ser resolvidos, na maioria dos casos, por qualquer tratamento razoável; por conseguinte, devem ser considerados simplesmente como imperfeições que não atingem o limiar de problemas clínicos significativos. Por outro lado, a maior sintomatologia de DTM que é descoberta na triagem ou relatada pelo paciente deve ser tratada antes de embarcar em qualquer avaliação ortodôntica ou protocolo de tratamento.

Se o ortodontista não se sentir confortável em tratar esses problemas no seu consultório, será necessário um encaminhamento adequado. Nalguns casos, mesmo com cuidados especializados, o paciente pode continuar a ter sintomas de DTM de baixo nível ou recorrentes, pelo que deve ser tomada uma decisão sobre a continuação do plano de tratamento ortodôntico ideal ou a necessidade de fazer concessões. Em qualquer caso, uma nota de consentimento informado deve ser colocada no prontuário e assinada pelo paciente, na qual o ortodontista lista todos os achados positivos do exame de triagem e especifica qual ação (se houver) precisa ser tomada antes de iniciar o tratamento ortodôntico.

O QUE FAZER SE O ORTODONTISTA FOR CONSULTADO ESPECIFICAMENTE PARA PROBLEMAS DE TMD

Todo ortodontista pode esperar ter alguns pacientes encaminhados a ele especificamente para o tratamento de uma DTM. A razão mais comum para isso é a observação, por um dentista, de que o paciente tem algum tipo de má oclusão morfológica ou funcional, levando à presunção de que esse achado é a base para o desenvolvimento de sintomas de DTM.

Atualmente, é amplamente reconhecido que as DTMs são distúrbios complexos de dor musculoesquelética que compartilham muitas características com outros distúrbios de dor somática, e a base etiológica para o seu desenvolvimento é complexa e multifatorial. Portanto, um ortodontista que recebe um encaminhamento baseado em DTM deve ser capaz de responder adequadamente tanto ao paciente quanto ao médico que o encaminhou. O paciente precisa saber qual é a melhor conduta a ser seguida (ao invés do tratamento ortodôntico proposto), e o médico que o encaminhou precisa entender por que o ortodontista não vai realizar o tratamento ortodôntico esperado. Tudo isso tem que ser feito sem alienar nenhuma das partes envolvidas, por isso é óbvio que o ortodontista precisa ter uma boa compreensão de todas as questões que envolvem esse tipo de situação. Se um ortodontista decidir prestar cuidados primários a pacientes com sintomas de DTM no seu consultório, isso pode ser um serviço valioso para a comunidade local de dentistas, bem como para os próprios pacientes. No entanto, é essencial que o tratamento fornecido seja um tratamento conservador baseado em evidências que esteja em conformidade com os padrões e protocolos atuais no campo das DTMs. Se tal não for possível, deve ser efectuado um encaminhamento adequado.

O QUE FAZER SE SURGIREM SINTOMAS DE TMD DURANTE O TRATAMENTO ORTODÔNTICO

O facto de a maioria dos pacientes ortodônticos serem adolescentes torna-se importante quando se fala em DTMs e tratamento ortodôntico. Como o início de muitos problemas de DTM começa durante a adolescência, a probabilidade de desenvolvimento coincidente de sintomas de DTM torna-se um desafio para o ortodontista. A primeira questão a considerar é se a dor e/ou disfunção relatada é de facto coincidente, ou se pode ser uma resposta às forças do tratamento ortodôntico. Em ambos os casos, o protocolo recomendado é *PARAR* toda a mecânica ativa e tratar os sintomas de forma conservadora. Depois, se os sintomas voltarem após o reinício do tratamento ortodôntico, pode assumir-se que é provável que estejam relacionados com os procedimentos ortodônticos. Se assim for, isso pode exigir uma mudança na estratégia ortodôntica e um comprometimento no resultado do caso.

Se os sintomas de DTM forem suficientemente graves para justificar o encaminhamento para outro profissional, o ortodontista será confrontado com o dilema de escolher um médico adequado.

o ortodontista que entra numa nova comunidade de prática deve dedicar algum tempo para encontrar e entrevistar este tipo de colegas. É importante saber se a pessoa tende a tratar excessivamente os problemas de DTM, fazendo extensos procedimentos de reposicionamento da mandíbula ou de mudança de oclusão. Da mesma forma, é importante saber se um cirurgião oral tende a efetuar um número excessivo de procedimentos intracapsulares em vez de seguir uma abordagem de tratamento médico conservador.

O QUE FAZER SE UM PACIENTE DESENVOLVER TMD APÓS UM TRATAMENTO ORTODÔNTICO

As leis da probabilidade garantem que todos os ortodontistas terão alguns pacientes que desenvolverão sintomas de DTM em algum momento após a conclusão do tratamento ortodôntico. Muitos adolescentes (especialmente do sexo feminino) compõem a população dos primeiros problemas de DTM. Se esses pacientes tiveram tratamento ortodôntico anterior, o ortodontista e o dentista que os encaminhou podem ser levados a acreditar que há uma conexão. Mas mesmo os adultos que desenvolvem sintomas de DTM são frequentemente questionados pelos seus dentistas se fizeram tratamento ortodôntico quando eram adolescentes, porque muitos dentistas acreditam que existe uma relação causal entre esses fenómenos.

O ortodontista terá o duplo desafio de comunicar corretamente com o doente e com o dentista e, ao mesmo tempo, tentar ajudar o doente a obter cuidados adequados para as DTM. No entanto, a parte da comunicação pode ser complicada por várias razões. Ao falar com o dentista do paciente, o ortodontista pode ter que superar uma variedade de crenças ou opiniões negativas. Além de geralmente acreditar que o tratamento ortodôntico é uma causa provável de problemas de DTM, esse dentista pode ter adquirido vários conceitos não científicos sobre a relação DTM-ortodontia. Se o dentista acredita que os problemas de DTM podem ser atribuídos à extração de dentes, ou à incapacidade de terminar o tratamento ortodôntico corretamente (por exemplo, em relação cêntrica ou em relação neuromuscular cêntrica), ou à incapacidade de desenvolver a desoclusão posterior dos dentes, essas ideias podem ser comunicadas aos seus pacientes.

O ortodontista precisa estar ciente de todas essas controvérsias que existem tanto dentro da especialidade ortodôntica quanto em algumas partes da comunidade odontológica em geral. Assumindo que o protocolo de tratamento para o paciente estava dentro dos padrões normais de prática, e o resultado final estava dentro desses parâmetros, a literatura sobre as relações ortodôntico-DTM é muito clara: o tratamento ortodôntico geralmente não causa ou cura problemas de DTM, de modo que o desenvolvimento aleatório de sintomas não pode ser atribuído a esse tratamento.

ETIOPATOLOGIA E EPIDEMIOLOGIA DA TMD

Os cinco factores etiológicos que obtiveram um apoio significativo da investigação são *a condição oclusal, o traumatismo, o stress emocional, a dor profunda* e a *atividade parafuncional*

A. A condição oclusal

Há muitos anos que se pensa que os factores oclusais estão associados às DTMs. Ainda hoje esta relação é continuamente debatida, com defensores de ambos os lados da discussão. Dados recentes não suportam a crença tradicional de que a relação estática dos dentes está fortemente associada às DTMs (por exemplo, mordidas profundas, classe II, mordidas cruzadas, contactos excêntricos)

Parece haver duas formas de associar a relação oclusal dos dentes aos sintomas de DTM.

I.   Alteração aguda da condição oclusal

II.   Instabilidade ortopédica associada ao carregamento

B. Trauma

O traumatismo é uma etiologia conhecida de certas DTMs. Um simples golpe na face pode alterar imediatamente as estruturas da articulação, resultando num problema intracapsular. O trauma parece estar mais relacionado com as perturbações intracapsulares do que com as perturbações musculares. Quando a dor articular começa, os músculos respondem de forma protetora e pode ser difícil separar as condições dolorosas. Uma pancada súbita na face representa um macrotrauma. a. No entanto, o microtrauma também pode ser um problema, podendo ocorrer pequenos mas repetidos traumas nas articulações.

C. Stress emocional

Existem amplas evidências de que o aumento dos níveis de stress emocional pode ser um fator etiológico associado às DTMs. Foi demonstrado que os indivíduos sujeitos a stress emocional agudo apresentam um ligeiro aumento das actividades EMG dos seus músculos masseteres. Isto é normal, mas se o stress for prolongado, o músculo pode mostrar sinais de fadiga, tensão e dor. Os factores de stress prolongado podem resultar num aumento ou numa regulação positiva do sistema nervoso autónomo.

D. Entrada de dor profunda

O input de dor profunda refere-se a qualquer fonte de impulsos neurais que se originam nas estruturas profundas e conduzem a uma experiência de dor. Isto exclui a pele e a mucosa oral. As fontes mais comuns de dor profunda são as estruturas musculares e articulares. A dor sentida nas estruturas profundas tem a caraterística única de provocar uma resposta muscular, que é a mesma resposta de co-contração protetora. Um exemplo comum é a dor cervical que provoca uma resposta muscular mastigatória. Um paciente que sofre uma lesão por efeito de chicotada inicialmente sente apenas dor cervical. No entanto, após alguns dias, a dor irradia frequentemente para a face, provocando uma resposta muscular que limita a abertura da boca. O exame clínico revelará uma abertura limitada da boca e dor à palpação dos músculos da mastigação, o que de facto é uma DTM. No entanto, esta 2 Disfunções Temporomandibulares: Etiologia e Classificação A DTM é secundária a outro distúrbio de dor e continuará até que a fonte primária de dor seja resolvida.

E. Actividades parafuncionais

Durante muitos anos, os dentistas concentraram-se no bruxismo e no cerramento como um fator etiológico significativo associado às DTMs. Embora esta atividade possa certamente estar relacionada, não está tão fortemente ligada como se pensava. Sabemos que o bruxismo e o cerramento dos dentes podem produzir dor. No entanto, os estudos do sono revelam que a maioria dos indivíduos junta os dentes durante o sono, muitas vezes sem dor associada. Também aprendemos que as relações oclusais dos pacientes não estão fortemente relacionadas com estas actividades parafuncionais. Em vez disso, estão mais correlacionadas com as fases do sono e outros aspectos do ciclo do sono. Aprendemos também que muitos indivíduos cerram os dentes durante o dia, sem terem consciência disso. Os pacientes que relatam que acordam de manhã com dores musculares são certamente susceptíveis de estar a sofrer de bruxismo relacionado com o sono e, nesses casos, isso pode ser considerado como uma relação etiológica. No entanto, existem outros doentes que não referem dor ao acordar, mas que, em vez disso, a sua dor ocorre ao fim da tarde ou à noite. Estes indivíduos podem estar a sofrer de bruxismo diurno, ou podem ter uma base etiológica completamente diferente para a sua dor miógena.

Os factores predisponentes podem ainda ser subdivididos em: -

a) Fator sistémico - Condições médicas como infecções reumáticas, distúrbios nutricionais e metabólicos

b) Factores psicológicos - Personalidade, comportamento

c) Factores estruturais - Todos os tipos de discrepâncias oclusais, tratamento dentário inadequado, anomalias posturais, deformação esquelética, lesões passadas, etc.

d) Factores genéticos.[21]

Factores iniciadores: -

a) Trauma - Micro ou macro-trauma

b) Sobrecarga das estruturas articulares - Hábitos parafuncionais, etc.

Factores de perpetuação: -

a) Stress mecânico e muscular

b) Problemas metabólicos

Todos os factores acima referidos podem ser agrupados em três grandes factores: -

1. Anatómico

2. Psicológico

3. Neuromuscular

Os 3 grupos principais influenciam-se mutuamente e actuam em conjunto. Dependendo do tipo de perturbação e da patologia de cada doente, os três podem atuar como factores predisponentes, iniciadores ou perpetuadores.[22]

EPIDEMIOLOGIA DAS DTM

- Estudos epidemiológicos efectuados em muitas partes do mundo confirmam uma prevalência muito elevada de sinais e sintomas de disfunção das DTM.

- A maioria dos estudos refere que 50% dos indivíduos têm pelo menos um sinal (por exemplo, sensibilidade muscular ou estalidos nas articulações), embora apenas 30% dos indivíduos possam estar conscientes desses sintomas.

Idade: Os sintomas de DTM são comuns em todos os grupos etários. Os grupos etários mais velhos apresentam um pouco mais de sintomas do que os jovens.

Sexo: A frequência dos sintomas de disfunção é maior nas mulheres do que nos homens.[23]

SINAIS E SINTOMAS DE TMD

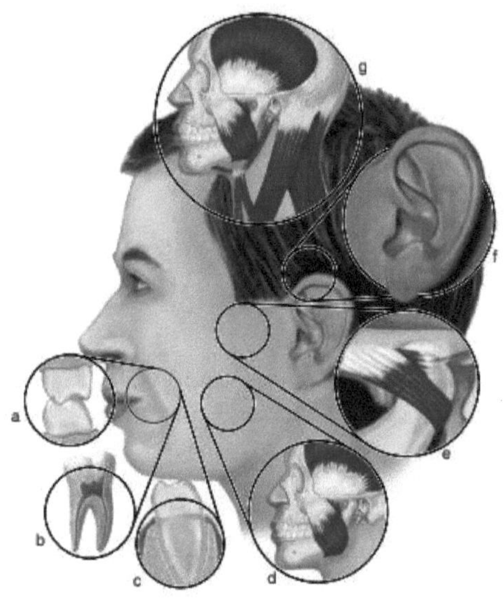

Quando o sistema mastigatório é sobrecarregado, uma variedade de estruturas pode revelar uma rutura, levando a sintomas. Alguns dos sintomas mais comuns são (a) desgaste dentário, (b) pulpite, (c) mobilidade dentária, (d) dores musculares, (e) dores na ATM, (f) dores de ouvido e (g) dores de cabeça.[8]

Um sinal é um achado clínico objetivo que o clínico descobre durante um exame clínico.

Um sintoma é uma descrição ou queixa comunicada pelo doente.

1. Dor:

A dor pode ter origem na ATM e nos músculos da mastigação.

- É o sintoma mais comum que leva os doentes a procurar tratamento.

- A dor pode apresentar-se como uma dor constante ou periódica e surda na articulação, no ouvido e na fossa temporal.

- A dor é geralmente provocada pelo movimento mandibular ou pela palpação das regiões afectadas.

A dor pode ser - *Dor miogénica* - devido a traumatismo mecânico e fadiga muscular

> *Dor articular* - Surge como resultado da inflamação dos tecidos articulares e periarticulares causada por:

- Sobrecarga ou traumatismo

- Alterações degenerativas como a oclusão na osteoartrite

2. Sons conjuntos:

Clique: Evento único de curta duração. Se for alto→ é um "Pop" causado por um movimento descoordenado da cabeça do côndilo e do disco articular.

Crepitação: Som múltiplo, áspero e semelhante a um graveto que ocorre durante o movimento. É causado pelas superfícies articulares irregulares e rugosas da articulação osteoartrítica.[24]

3. Limitação do movimento mandibular:

a) Restrição muscular: - É a razão mais comum para a limitação do movimento mandibular. A restrição é causada pela contração de um grupo de músculos.

b) Deslocação do disco: - Um disco deslocado anteriormente pode impedir a translação para a frente do côndilo mandibular. Isto resulta numa limitação da abertura da boca.

c) Restrição dos ligamentos: - Os ligamentos geralmente restringem os movimentos das articulações em todas as direcções e funcionam quando os músculos são incapazes de parar o movimento e quando existe o risco de deslocação da articulação, por exemplo, após um movimento violento súbito.

4) Deslocação: -

Aquando da abertura total da boca, a cabeça do côndilo passa normalmente sobre a eminência articular. Ocasionalmente, o doente pode ser incapaz de fechar a boca, uma vez que o côndilo não consegue regressar à fossa.

O doente pode eventualmente conseguir reduzir a luxação sozinho ou apresentar-se no hospital para tratamento.[8]

5) Sintomas dentários:

- Mobilidade

- Pulpite

- Desgaste dos dentes

6) Sintomas otológicos:

Os sintomas subjectivos do ouvido estão normalmente associados, tais como zumbidos, comichão no ouvido e vertigens.

7) Dores de cabeça recorrentes:

- Está frequentemente associada a dor e sensibilidade nos músculos mastigatórios.

- As DTM estão mais frequentemente associadas a cefaleias temporais e, por vezes, a enxaquecas (neurovasculares).[24]

BRUXISMO DO SONO

A Academia Americana de Medicina do Sono define o bruxismo geral na Classificação Internacional das Perturbações do Sono como o seguinte Uma atividade repetitiva dos músculos da mandíbula caracterizada por cerrar ou ranger os dentes e/ou por contração ou impulsão da mandíbula.

O bruxismo foi dividido em duas categorias distintas com base num ciclo circadiano de 24 horas em que esta atividade ocorre:

Bruxismo do sono (SB - que ocorre durante o sono)

Bruxismo em vigília (AB - que ocorre durante a vigília)

CLASSIFICAÇÃO DO BRUXISMO DO SONO

I. **De acordo com o ICSD-3, os critérios clínicos para a classificação como bruxismo do sono incluem o seguinte**

   a) Presença de sons regulares ou frequentes de ranger de dentes durante o sono

   b) Presença de um ou mais dos seguintes sinais clínicos:

(1) Desgaste anormal dos dentes consistente com os relatos anteriores de ranger de dentes durante o sono.

(2) Dor ou fadiga matinal transitória do músculo do maxilar; e/ou dor de cabeça temporal; e/ou travamento do maxilar ao acordar, consistente com os relatos anteriores de ranger de dentes durante o sono.

II. **O bruxismo do sono pode ser classificado, de acordo com a etiologia, em duas categorias distintas:**

a) bruxismo do sono primário ou idiopático/essencial, sem causa identificável ou qualquer problema médico associado

b) Bruxismo secundário do sono relacionado com uma condição médica (por exemplo, perturbação do movimento ou do sono, perturbação da respiração durante o sono, condição neurológica ou psiquiátrica, relacionada com drogas/químicos).

Epidemiologia

A prevalência do bruxismo do sono é difícil de estabelecer, uma vez que a maioria dos estudos se baseia no auto-relato do bruxismo e não distingue entre bruxismo do sono e bruxismo acordado. Verificou-se que o bruxismo do sono tem um pico durante a infância e diminui com a idade, sem diferenças de género. Com base na autoavaliação da consciência do ranger de dentes, o bruxismo do sono afecta cerca de 8 % da população adulta.

Factores de risco

Existem vários factores de risco para o bruxismo do sono, incluindo o consumo de cigarros (Odds Ratio, OR = 1,3), cafeína (OR = 1,4), álcool (OR = 1.8) e drogas recreativas como o ecstasy, a cocaína ou as anfetaminas; medicamentos como os inibidores selectivos da recaptação da serotonina ou o haloperidol; e problemas de respiração perturbada do sono (DRS) como o ressonar (OR = 1,4) e a apneia obstrutiva do sono (AOS; OR = 1,8).

Por outro lado, o bruxismo do sono é um fator de risco para o desgaste, danos e fracturas dentárias, fadiga e dor muscular (principalmente de manhã), dores de cabeça e perturbações temporomandibulares (DTM). É interessante notar que existe um risco acrescido de desgaste dentário, fadiga muscular dos maxilares e dificuldade de abertura da boca em crianças com bruxismo do sono.

CARACTERÍSTICAS CLÍNICAS DO BRUXISMO DO SONO

Ranger de dentes

Uma das principais características do bruxismo do sono é o ruído do ranger de dentes. Ao avaliar clinicamente a presença de bruxismo do sono, é imperativo diferenciar o ruído do ranger de dentes devido ao bruxismo do sono do ruído de outros sons orais emitidos pela boca e pela garganta durante o sono, como o ressonar, o grunhido, o gemido, a vocalização, o estalido da língua, o estalar dos lábios ou o ruído da articulação temporomandibular. Em certos indivíduos, a flutuação do histórico de ranger de dentes pode estar associada a sintomas musculares dos maxilares ou a outros factores de risco, como factores de stress e uso de medicação. Por conseguinte, o ruído do ranger de dentes não deve ser utilizado como o único fator determinante da atividade do bruxismo do sono.

Desgaste dos dentes

Não é possível separar os pacientes com bruxismo do sono daqueles sem bruxismo do sono observando os factores de desgaste dentário, uma vez que o desgaste dentário pode ser produzido por outros factores etiológicos (hábitos orais, consistência dos alimentos, refluxo ácido, distúrbios alimentares, etc.); por conseguinte, o desgaste oclusal não pode ser considerado um indicador preciso deste hábito atualmente praticado. Além disso, não se pode presumir a existência de bruxismo do sono se não houver relato atual de ranger de dentes testemunhado por um parceiro de sono, uma vez que o desgaste dentário pode ter ocorrido anos antes da atividade de bruxismo do sono.

Sintomas dos músculos do maxilar

A dor muscular (mialgia) e os sintomas de disfunção relacionados com o bruxismo do sono podem ser bastante diferentes dos relacionados com doenças concomitantes. Os pacientes com bruxismo do sono referem mais frequentemente mialgia ao acordar de manhã, enquanto a dor miofascial mastigatória se intensifica à medida que o dia avança. Outros sintomas orofaciais associados à DTM, como limitação de abertura, ruídos na ATM e artralgia, podem estar presentes concomitantemente.

Hipertrofia muscular

A hipertrofia do músculo masseter pode ser palpada manualmente, bilateralmente. Se estes músculos forem hipertróficos, o volume do tecido muscular aumenta aproximadamente duas vezes enquanto os dentes estão cerrados, em comparação com um estado de relaxamento. No entanto, a hipertrofia do músculo masseter não implica estritamente a atividade muscular durante o sono, uma vez que também pode ocorrer como resultado do cerramento dos dentes durante a vigília.

Aperto de mão acordado

Como discutido anteriormente, o bruxismo em vigília ou AB é considerado uma entidade nosológica distinta do bruxismo do sono. O AB, com base em estudos de auto-relato, tende a ser principalmente um processo reativo e é induzido ou exagerado por factores de stress e/ou ansiedade ou hiperatividade. O AB pode ter um impacto deletério nas estruturas dentárias (dentição natural e dispositivos protéticos) e/ou envolver dor e disfunção da musculatura e das articulações da mandíbula.

Distúrbios respiratórios do sono (DRS)

Uma relação de causa e efeito entre bruxismo do sono e DRS, que é uma combinação de síndrome de resistência das vias aéreas superiores e AOS, ainda não foi estabelecida, apesar das frequentes alegações de uma associação entre essas entidades. No entanto, outros estudos demonstraram uma correlação entre o ressonar habitual e o bruxismo do sono.

Refluxo gastroesofágico

Num estudo com jovens adultos saudáveis, foi relatado que uma relação significativa entre a diminuição do pH esofágico e a RMMA, rajadas curtas de EMG e o cerramento dos dentes parece ocorrer quando a pessoa dorme principalmente em posição supina. É de salientar que apenas cerca de 10% dos episódios de diminuição do pH esofágico (definido como uma diminuição rápida do pH intra-esofágico, com uma diminuição superior a 0,4 por 2 s) incluíram episódios de batimento dentário e que o número de episódios de batimento dentário foi independente das várias posições de sono induzidas pela acidificação esofágica. Foi proposto que prevenir o refluxo gastroesofágico e evitar dormir em posição supina pode ser eficaz na diminuição da frequência do bruxismo do sono. De um modo geral, a ligação fisiológica entre o bruxismo do sono, o aumento da salivação e a associação com o refluxo gastroesofágico requer uma investigação mais aprofundada.

CONSIDERAÇÕES DE DIAGNÓSTICO

Avaliação clínica

O bruxismo do sono é frequentemente relatado aos dentistas ou médicos pelo paciente e/ou parceiro de cama e pais. Perante um relato positivo sobre o ranger de dentes, o diagnóstico do bruxismo do sono é geralmente clínico, baseado na observação dos seguintes sinais e sintomas: desgaste anormal dos dentes, hipertrofia dos músculos masseteres, fadiga, desconforto ou dor nos músculos da mandíbula. No entanto, nenhum destes achados clínicos constitui uma prova direta da atividade atual do bruxismo do sono.

Existe um aparelho intra-oral (Bruxocore =TM) que avalia indiretamente o impacto mecânico do bruxismo do sono na dentição. Este aparelho cobre a dentição superior e é usado durante algumas semanas enquanto o paciente dorme, sendo avaliada a área de superfície e o volume de atrito sobre o aparelho. Quando esta técnica é utilizada, verificou-se que as actividades dos músculos da mandíbula durante o sono nem sempre estão correlacionadas com o grau de desgaste. Por conseguinte, para diagnosticar de forma fiável e precisa o bruxismo do sono, são utilizados dispositivos electrónicos de registo e documentação com critérios rigorosos para detetar e classificar a atividade do bruxismo do sono. É também importante que a presença de outras condições, tais como dor orofacial, cefaleias e DRS, seja avaliada em doentes com bruxismo do sono através de um questionário no momento do exame inicial.

Monitorização Ambulatória

Têm sido feitas tentativas para monitorizar a atividade do bruxismo do sono em ambientes domésticos naturais, utilizando a monitorização ambulatória. Apesar das vantagens óbvias destes dispositivos, como o seu baixo custo e a sua utilização em ambiente natural, a especificidade da avaliação da atividade motora do bruxismo do sono continua a ser uma limitação. Na ausência de um registo audiovisual simultâneo, é difícil excluir a presença de movimentos orofaciais não específicos do bruxismo do sono durante o sono, tais como engolir e coçar.

Numa revisão sistemática que avaliou a exatidão do diagnóstico dos dispositivos de monitorização ambulatória em comparação com a PSG na medição do bruxismo do sono, concluiu-se que a validade das abordagens de diagnóstico instrumentais portáteis não é suficiente para apoiar quaisquer técnicas não PSG utilizadas como método de diagnóstico autónomo no contexto da investigação, com a possível exceção do dispositivo Bruxoff®, que precisa de ser confirmado com investigações futuras

Registo do laboratório do sono

Embora tenha sido desenvolvida uma variedade de ferramentas para avaliar a atividade muscular dos maxilares durante o sono, o padrão de ouro para o diagnóstico do bruxismo do sono continua a ser uma gravação áudio-vídeo PSG de noite inteira (altamente controlada mas num ambiente não natural). No entanto, os registos PSG não são realizados por rotina para o diagnóstico clínico do bruxismo do sono, uma vez que são dispendiosos e demorados. Uma investigação PSG pode ser indicada em casos de bruxismo do sono associado a outros sinais e sintomas sugestivos de outros distúrbios do sono, especialmente DRS. Nestes casos, o paciente deve ser encaminhado para um médico do sono para investigações e diagnósticos adicionais.

ESTRATÉGIAS DE GESTÃO DO BRUXISMO DO SONO

	Strategy	Comment
Behavioral [160, 170–173]	Avoidance of risk factors: smoking, alcohol, caffeine, drug use	Weak evidence
	Relaxation techniques	Weak evidence
	Good sleep hygiene	Weak evidence
	Hypnotherapy	Weak evidence
	Biofeedback	Moderate evidence in short term
	Cognitive behavioral therapy	Moderate evidence in short term
Occlusal therapies	Occlusal adjustments/removal of occlusal interference	No evidence
	Occlusal appliance [6, 173–178]	Decrease SB activity for 2 weeks only, but able to protect dentition from wear
	Anterior appliance (e.g., Hawley anterior platform or mini-anterior type) [179–185]	No better than full coverage occlusal appliance No evidence of long-term efficacy or safety
	Mandibular advancement appliance [186]	Decrease SB activity (up to 70 % reduction) during sleep, especially when worn in advanced positions (50–75 % of the maximal protrusion of the patients). No evidence of long-term efficacy or safety
Pharmacologic	Clonazepam [187]	40 % decrease in SB activity in the short term with risk for tolerance and dependency.
	Buspirone [188]	Weak evidence
	Clonidine [189]	Reduced SB by 60 %; however associated with severe hypotension in the morning
	Gabapentin [190]	Decrease in jaw muscle EMG and improved sleep. Need larger studies to reproduce this finding
	Botulinum toxin [191, 192]	Decrease in jaw muscle EMG activity during sleep. Its effect is short term

REABSORÇÃO CONDILAR IDIOPÁTICA : UMA PERSPECTIVA ORTODÔNTICA

A reabsorção condilar idiopática (RCI), também designada por reabsorção condilar progressiva (RCP), é uma forma agressiva pouco comum de doença degenerativa da articulação temporomandibular (ATM). É normalmente encontrada em adolescentes e jovens do sexo feminino, embora também tenha sido observada em homens. As características patognomónicas desta doença incluem uma perda de massa condilar, diminuindo assim a altura do ramo e o comprimento da mandíbula, e uma rotação de abertura da mandíbula, resultando numa mordida aberta de Classe II.

É provável que o ortodontista tenha contato com pacientes portadores de RCI/PCR nos dois contextos a seguir. O primeiro são os pacientes que apresentam RCI/PCR espontaneamente, independente de intervenção cirúrgica. Os mais preocupantes são aqueles que desenvolvem RCI/PCR durante o tratamento ortodôntico ou na contenção. Esses pacientes são quase sempre jovens adolescentes do sexo feminino, enquanto outros são acometidos no final da adolescência ou no início dos 20 anos.

O segundo grupo inclui pacientes que se submeteram a cirurgia ortognática para correção de uma ou mais das seguintes condições: mordida aberta anterior, retrognatismo mandibular ou altura anterior longa da face. Após a cirurgia, a correção intermaxilar parece ser bem sucedida, mas entre o 3º e o 6º mês após a cirurgia, a correção começa a falhar numa extensão variável.

Cargas mecânicas

A ATM saudável que sofre uma remodelação natural pode suportar e adaptar-se a cargas mecânicas pesadas que são frequentemente experimentadas, incluindo hábitos parafuncionais como o bruxismo noturno, procedimentos ortodônticos como o uso de elásticos e aparelhos ortopédicos como o Herbst ou a mentoneira. Os traumatismos faciais, bem como os procedimentos cirúrgicos ortognáticos, também podem produzir cargas acrescidas nas ATMs. No entanto, alguns adolescentes e jovens adultos do sexo feminino parecem ser susceptíveis de desenvolver doença articular degenerativa que progride para reabsorção condilar quando as suas ATMs são expostas a cargas mecânicas excessivas.

A cirurgia ortognática como fator de risco

A cirurgia ortognática para a correção da má oclusão de mordida aberta de Classe II envolve normalmente a impactação maxilar através de uma osteotomia LeFort I para induzir a rotação de fecho da mandíbula, combinada com o avanço mandibular através de osteotomias sagitais bilaterais (BSSO). Ambas as cirurgias causarão um reposicionamento súbito dos côndilos nas fossas, alterando assim tanto a direção como a magnitude da carga mecânica nas articulações da MT. Na maioria dos pacientes, as articulações remodelam-se e adaptam-se a esta mudança; mas em alguns pacientes a capacidade de remodelação das suas ATMs é excedida pelas exigências funcionais destas mudanças anatómicas súbitas, e os seus côndilos reabsorvem.

A reoperação dos pacientes com RCI/PCR cuja primeira cirurgia ortognática não foi bem sucedida teve uma taxa de insucesso próxima dos 50 %. Os pacientes com sinais pré-existentes de RCI/PCR antes da cirurgia ortognática também tiveram resultados desfavoráveis. Arnett e Tumborello relataram que 4 de 9 desses pacientes tiveram reabsorção condilar pós-operatória, enquanto Huang et al. relataram que 4 de 18 tiveram uma recidiva pós-cirúrgica.

Patologia do côndilo em reabsorção

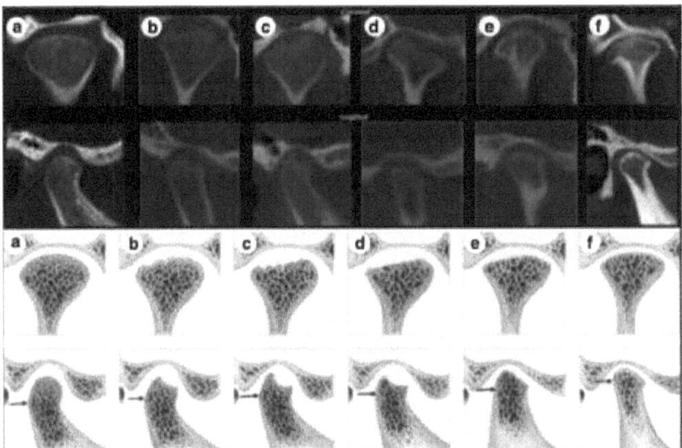

Fig. 7.2 Imaging stages of ICR/PCR: CBCT TMJ images at top and associated anatomic illustrations below. Image A – normal TMJ: Band C, the destructive stage; B and E, the repair stage; F, the stable stage (Reprinted with permission from Hatcher [26])

O côndilo da ATM é coberto por uma camada de fibrocartilagem. Durante a ICR/PCR, este tecido rompe-se e, em seguida, o córtex ósseo exterior do côndilo começa a ser reabsorvido. Isto é visto nas imagens como lacunas de reabsorção, com o desaparecimento da camada cortical externa densa. Outras alterações incluem o estreitamento e o encurtamento do processo condilar e, por fim, há alterações no comprimento do ramo. Verifica-se uma desmineralização do osso abaixo do córtex do côndilo. Isto pode resultar no colapso da superfície óssea articular, que se manifesta clinicamente por uma rápida abertura da mordida e rotação de abertura da mandíbula. Embora a doença seja descrita como reabsorção condilar, também podem ocorrer alterações de reabsorção na eminência articular, que tende a achatar-se. A RCI/PCR pode afetar um ou ambos os côndilos; se unilateral, o resultado é uma assimetria facial significativa. No entanto, na maioria dos casos, ambos os côndilos estão envolvidos, embora uma articulação possa demonstrar uma patologia mais avançada do que a outra.

Diagnóstico do doente com ICR/PCR

I. História

II. Ortopantograma e radiografias cefalométricas laterais

III. Tomografia Computorizada de Feixe Cónico (CBCT)

IV. Diagnóstico com radioisótopos

V. Imagiologia de Ressonância Magnética (MRI)

VI. Talas oclusais: Aspectos de diagnóstico

OPÇÕES TEMPORAIS E CIRÚRGICAS PARA A CORRECÇÃO DE ICR/PCR

O papel do ortodontista antes da cirurgia ortognática é preparar os dentes superiores e inferiores para uma forma de arco ideal que maximize o contacto oclusal numa oclusão normal de Classe I após a cirurgia. Isso é verdadeiro independentemente da abordagem cirúrgica adotada. Um número limitado de casos de RCI/PCR pode ser tratado com sucesso após a remissão da doença por meios ortodônticos, sem a realização de cirurgia. Isso é especialmente verdadeiro quando a reabsorção começa na década de 20 e não no início da adolescência. Esses pacientes podem ter uma estética aceitável, mas essa não é a situação em muitos casos. A enorme perda de massa condilar e a deformidade facial resultante, na maioria dos casos, requerem um tratamento cirúrgico abrangente

Outra opção disponível é avançar a mandíbula lentamente por osteogénese de distração, permitindo assim que o tecido mole e a musculatura se adaptem aos grandes avanços mandibulares frequentemente necessários nestes casos. Schendel et al. relataram um caso de 15,6 mm de alongamento vertical e 13,4 mm de avanço horizontal utilizando um distractor curvo.

Gunson e Arnett adoptaram uma abordagem mais biomédica e farmacológica na gestão de pacientes com RCI/PCR ou que possam estar em risco de RCI/PCR pós-cirúrgica. Eles prescrevem um splint oclusal utilizado durante 6 meses antes e depois da cirurgia ortognática para reduzir as cargas mecânicas sobre a articulação. Além disso, antes e depois da cirurgia, colocam o paciente numa série abrangente de medicamentos para relaxar a musculatura, diminuir o bruxismo, diminuir a inflamação e reduzir a capacidade de reabsorção óssea inerente do paciente. Relataram resultados estáveis pós-cirurgia ortognática num seguimento de 24 meses em 24 pacientes com ICR/PCR.

Existem vários pacientes da ICR/PCR que apresentam um dos seguintes problemas e que são melhor tratados com uma substituição total sintética da articulação (TJR). São indivíduos com:

i. Comprometimento da função, como se vê no movimento severamente limitado das articulações.

ii. Insucesso de cirurgia ortognática anterior.

iii. Mau prognóstico para a correção cirúrgica ortognática.

DIAGNÓSTICO DAS PERTURBAÇÕES TEMPOROMANDIBULARES

I) DISTÚRBIO DOS MÚSCULOS MASTIGATÓRIOS:

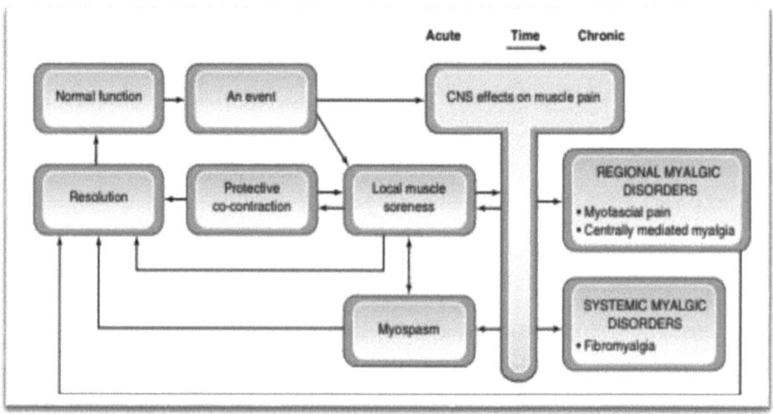

Figura 17: Um modelo do músculo mastigatório. Este modelo descreve a relação entre vários distúrbios de dor muscular clinicamente identificáveis, juntamente com algumas considerações etiológicas.[8]

São conhecidos 5 tipos diferentes de mialgias

1. Cocontracção protetora:

Também conhecida como tala muscular

Etiologia: -

a) Alterações sensoriais ou proprioceptivas, por exemplo, alterações na condição oclusal

b) Dor profunda constante

c) Aumento do stress emocional

História: *-* Acontecimento recente associado a qualquer um dos factores etiológicos

Características clínicas: *-*

a) Disfunção estrutural: diminuição da amplitude do movimento mandibular

b) Sem dor em repouso

c) Aumento da dor com função

d) Sensação de fraqueza muscular[16]

2. Dor muscular local (mialgia não inflamatória):

Etiologia: *-*

a) Co-contração prolongada

b) Traumatismo - Lesão local dos tecidos ou utilização não habitual

c) Aumento do stress emocional

d) Dor miógena idiopática

História: *-* A queixa de dor começou várias horas ou dias após um evento associado a um dos factores etiológicos.[24]

Características clínicas: *-*

i)   Disfunção estrutural

ii)   Dor mínima em repouso

iii)   Aumento da dor para a função

iv)   Fraqueza muscular efectiva

v)   Sensibilidade muscular local [16]

3) Mioespasmo (mialgias de contração tónica):

Etiologia: -

i)   Dor muscular local

- Fadiga muscular

- Alterações no equilíbrio eletrolítico local

ii)   Condições sistémicas

iii)   Entrada de dor profunda

História: - Início súbito de dor, aperto e, frequentemente, alteração da posição do maxilar.

Características clínicas: -

i)   Disfunção estrutural

- Restrição da amplitude do movimento mandibular

- Má oclusão aguda

ii)   Dor em repouso

iii)   Aumento da dor com função

iv)   Sensibilidade muscular local

v)   Tensão muscular[16,24]

4) Dor miofascial (mialgia dos pontos de gatilho):

Dor do ponto de gatilho miofacial

Etiologia: -

i)   Dor muscular local prolongada

ii)   Dores profundas constantes

iii)   Aumento do stress emocional

iv)   Perturbações do sono

v)   Fator local - hábitos, postura, etc.

vi)   Factores sistémicos

vii)   Mecanismo de dor de gatilho idiopático

História: - C/o dor heterotrófica e não a verdadeira fonte de dor

Características clínicas: -

i)   Disfunção estrutural

ii)   Dor em repouso

iii)   Aumento da dor com função

iv)   Presença de pontos de gatilho: Aparecem como áreas hipersensíveis, muitas vezes sentidas como bandas esticadas dentro do músculo.[8,16]

5) Mialgia crónica mediada centralmente: (Miosite crónica)

História: - Longa história de dor miogénica

Constância da dor

Características clínicas: -

i)   Disfunção estrutural

ii)   Dor em repouso

iii)   Aumento da dor com função

iv)   Sensibilidade muscular local

v)   Sensação de aperto muscular

vi)   Contractura muscular [16]

6) Fibromialgia (Fibrosite):

Etiologia: - Sem etiologia significativa

História: -   Dores em vários sítios do corpo

Má qualidade do sono

Vida sedentária

Características clínicas: -

i)   Disfunção estrutural

ii)   Dor em repouso

iii)   Aumento da dor com função

iv)   Fraqueza e fadiga

v)   Presença de pontos sensíveis

vi)   Condição física sedentária[8,16]

II) PERTURBAÇÕES DA ARTICULAÇÃO TEMPOROMANDIBULAR:

1) Desarranjos do complexo côndilo-disco:

Etiologia: - Resultam da rutura da função rotacional normal do disco no côndilo.

Isto pode ocorrer devido a:

- Alongamento dos ligamentos colaterais discais e dos ligamentos retrodiscais inferiores

- Emagrecimento do bordo posterior do disco

Factores etiológicos: - Trauma→ Macro e micro traumas

3 tipos de perturbações: -

i) Deslocamento do disco: -

Se a lâmina retrodiscal inferior e o ligamento colateral discal ficarem alongados

↓

Disco posicionado anteriormente por tração do pterigoide lateral superior

↓

Emagrecimento do bordo posterior do disco

↓

Deslocação do disco para uma posição mais anterior

↓

Pode ocorrer um deslocamento translatório anormal do côndilo sobre o disco durante a abertura

↓

Clique: apenas clique de abertura ou clique de abertura e fecho (recíproco)

História: - Traumatismo

Pode ou não ter dor associada

Características clínicas: -

- Sons das articulações durante a abertura e o fecho

- Movimento normal do maxilar

- Se o clique for recíproco (+), está muito próximo da posição intercuspídea

ii) <u>*Deslocação do disco com redução*</u>*:*

Se as anomalias de deslocação do disco continuarem

↓

O disco pode deslizar ou ser forçado a atravessar completamente o espaço discal

↓

O facto de o disco e o côndilo deixarem de se articular é designado por luxação do disco

↓

Se o doente conseguir manipular e reposicionar o côndilo, então com a redução

História: - Longa história de clique, sensação de captura [8]

Características clínicas: -

i)   Gama limitada de abertura

ii)   Desvio na trajetória de abertura se o disco for reduzido

iii)   Estalido alto durante a recaptura do disco

iv)   A distância interincisal em que o disco é reduzido durante a abertura é geralmente maior do que quando o disco é redistribuído durante o fecho.

iii) <u>Deslocação do disco sem redução</u>:

À medida que se perde   a elasticidade da lâmina retrodiscal   superior, a recaptura do disco torna-se mais difícil.

Quando o disco não é reduzido, a translação para a frente do côndilo apenas força o disco para a frente do côndilo.

História: -

-    Comunicar que a mandíbula está bloqueada, de modo que não é possível efetuar uma abertura normal

-    Dor comum

Características clínicas: -

-    O intervalo de abertura mandibular é de 25-30 mm e a mandíbula deflecte para a articulação envolvida.

-    O ponto máximo de abertura revela um "Hard End Feel".

-    A carga da articulação com a técnica de manipulação bilateral é frequentemente dolorosa porque o côndilo está assente nos tecidos retrodiscais.

[8]

2) Incompatibilidades estruturais das superfícies articulares:

i) <u>Desvio de forma</u>:

Etiologia: -

- Alterações na forma da superfície articular

- Achatamento do côndilo ou da fossa

- Protuberância óssea no côndilo

- Emagrecimento dos bordos e das perfurações

História: -

- Disfunção a longo prazo

- Sem dor

- Engramas musculares alterados

Características clínicas: -

- Disfunção num ponto específico do movimento, que se repete durante a abertura e o fecho

- A velocidade e a força de abertura não alteram o ponto de disfunção, ao contrário do disco deslocado [15]

ii) Aderências e adesões:

Etiologia:

- Carga estática prolongada das estruturas articulares

- Hemartrose

História: -

- Estalido da articulação após um período de carga estática

- Rigidez matinal das articulações

- Se surgirem aderências permanentes $\rightarrow\downarrow$ abertura

- A dor pode ou não ser

Características clínicas: -

- A tradução normal do complexo do disco do côndilo é inibida

- Sem dor intracapsular

- Um disco fixo crónico é caracterizado por uma abertura normal, mas durante o encerramento o paciente sente uma incapacidade de voltar a colocar os dentes em oclusão

iii) <u>Subluxação (hipermobilidade)</u>:

Movimento súbito do côndilo para a frente, para além da crista da eminência articular, durante a última fase da abertura da boca. [8]

Etiologia: - Nenhuma condição patológica

A ATM cuja eminência articular tem uma inclinação posterior íngreme e curta, seguida de uma inclinação anterior mais longa e frequentemente mais superior à crista, tende a subluxar.

História: - A mandíbula "sai".

Características clínicas: -

- Observa-se pedindo ao doente que abra bem a boca, deixando um pequeno vazio ou depressão atrás do côndilo.

- Repetível

iv) <u>Deslocação espontânea (Bloqueio aberto)</u>:

Etiologia: -

- Representa uma hipertensão da ATM que resulta numa condição que fixa a articulação na posição aberta, impedindo qualquer translação

- A imagiologia da ATM na posição de bloqueio aberto demonstrou que o disco também pode ser encontrado posteriormente ao côndilo

História: -

- Incapacidade de fechar a boca

- Dor associada à deslocação

Características clínicas: -

- Súbito e o doente fica bloqueado na posição de boca aberta

- Os dentes anteriores estão normalmente separados, com os dentes posteriores fechados.[12, 16]

Nas últimas duas décadas, os progressos na revisão e validação dos critérios de diagnóstico das DTMs foram consideráveis. Na sua forma validada e revista, estes critérios, originalmente conhecidos como RDC/TMD (Research Diagnostic Criteria for TMD), são agora conhecidos como DC/TMD (Diagnostic Criteria for TMD). Proporcionam uma forma normalizada e operacionalizada de examinar fisicamente a articulação temporomandibular e as suas estruturas associadas (eixo 1) e de despistar a comorbilidade psicossocial (eixo 2). Um método simples de rastreio das DTMs dolorosas (como entidade física) consiste em utilizar um questionário de seis itens de auto-preenchimento desenvolvido em conjunto com os Critérios de Diagnóstico para as DTMs. Quando utilizado numa clínica de dor facial, este método tem uma sensibilidade de 99% e uma especificidade de 98% para as DTMs dolorosas.[25]

O eixo físico da DC/TMD, eixo 1, define 38 tipos diferentes de DTM, dos quais 12 tipos se apresentam mais frequentemente (Quadro 2)[26]. O eixo 2 da DC/TMD pode ser utilizado numa forma abreviada (um eixo de rastreio breve para a comorbilidade psicossocial) ou na sua forma completa (um eixo abrangente para a comorbilidade psicossocial). A ênfase do eixo 2 na comorbilidade psicossocial deve-se ao facto de se saber que esta tem impacto no prognóstico e no resultado do tratamento.[26]

(*Conforme determinado nos Critérios de Diagnóstico para DTM. A definição dos Critérios de Diagnóstico para as DTM difere ligeiramente da descrita na classificação internacional das perturbações de cefaleias, versão 3).

a tabela 2 apresenta os diagnósticos diferenciais das DTMs[19]

Table 1| **Summary of salient history and examination findings for 12 most common (numbers in parentheses) temporomandibular disorders**[62]

Category	Subcategory	Summary history and examination findings
Myalgia (1): history positive for both of following: pain in jaw, temple, in ear, or in front of ear; pain modified with jaw movement, function, or parafunction. Examination: pain in masseter or temporalis produced by palpation or maximum assisted or unassisted opening	Local myalgia (2); myofascial pain (3); myofascial pain with referral (4)	Pain local to palpation; pain within body of muscle; pain spreads outside the body muscle
Arthralgia (5): history as for myalgia		Pain in temporomandibular joint region produced by one of: palpation or assisted or unassisted jaw movements
Intra-articular disorders	Disc displacements: with reduction (6); with reduction with intermittent locking (7); without reduction with limited opening (8); without reduction without limited opening (9)	Click, pop, snap: on open and close (1 out of 3 movements), or one of opening and closing plus a lateral movement; as above but history of lock does not matter how long; history: decreased mouth opening and inability to eat or interference with eating. Examination: maximum assisted opening <40 mm; history as above but maximum assisted opening >40 mm
	Degenerative joint disease (10)	Crepitus in any movement, with relatively little pain
	Subluxation (11)	History: lock open and self manipulation to achieve closure
Headache attributable to temporomandibular disorder (12)*		History: headache in temple and modified with jaw movement, function, or parafunction. Examination: familiar headache with palpation temporalis or with jaw movements

*As determined in the Diagnostic Criteria for TMD. The Diagnostic Criteria for TMD definition differs slightly from that described in international classification of headache disorders, version 3.

Conditions That May Mimic Temporomandibular Disorders

Condition	Location	Pain characteristics	Aggravating factors	Typical findings
Dental conditions				
Caries	Affected tooth	Intermittent to continuous dull pain	Hot or cold stimuli	Visible decay
Cracked tooth	Affected tooth	Intermittent dull or sharp pain	Biting, eating	Often difficult to visualize crack
Dry socket	Affected tooth	Continuous, deep, sharp pain	Hot or cold stimuli	Loss of clot, exposed bone
Giant cell arteritis	Temporal region	Sudden onset of continuous dull pain	Visual disturbance, loss of vision	Scalp tenderness, absence of temporal artery pulse
Migraine headache	Temporal region, behind the eye, cutaneous allodynia	Acute throbbing, occasionally with aura	Activity, nausea, phonophobia, photophobia	Often normal, aversion during ophthalmoscopic examination, normal cranial nerve findings
Neuropathic conditions				
Glossopharyngeal neuralgia	Most often ear, occasionally neck or tongue	Paroxysmal attacks of electrical or sharp pain	Coughing, swallowing, touching the ear	Pain with light touch
Postherpetic neuralgia	Site of dermatomal nerve and its distribution	Continuous, burning, sharp pain	Eating, light touch	Hyperalgesia
Trigeminal neuralgia	Unilateral trigeminal nerve	Paroxysmal attacks of sharp pain	Cold or hot stimuli, eating, light touch, washing	Pain with light touch
Salivary stone	Submandibular or parotid region	Intermittent dull pain	Eating	Tenderness at gland, palpable stone, no salivary flow
Sinusitis	Maxillary sinus, intraoral upper quadrant	Continuous dull ache	Headache, nasal discharge, recent upper respiratory infection	Tenderness over maxillary sinus or upper posterior teeth

Tabela 3: Condições que podem simular DTMs

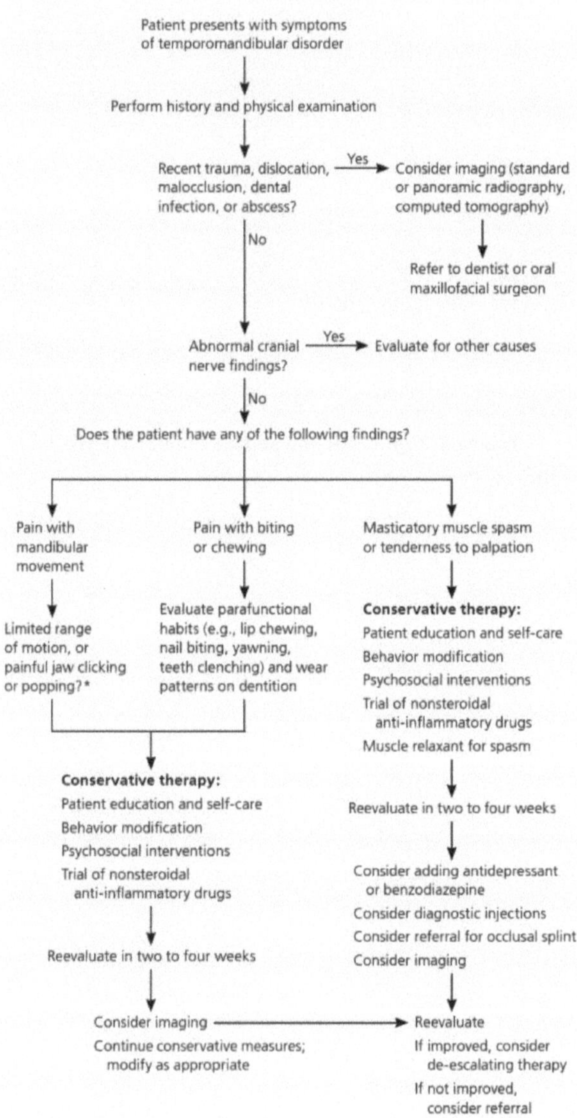

Management of Temporomandibular Disorders
Patient presents with symptoms of temporomandibular disorder
Perform history and physical examination
Recent trauma, dislocation, malocclusion, dental infection, or abscess?
Yes
Consider imaging (standard or panoramic radiography, computed tomography)
Refer to dentist or oral maxillofacial surgeon
No
Abnormal cranial nerve findings?
Yes
Evaluate for other causes
No
Does the patient have any of the following findings?
Pain with mandibular movement
Pain with biting or chewing
Masticatory muscle spasm or tenderness to palpation
Limited range of motion, or painful jaw clicking or popping?*
Evaluate parafunctional habits (e.g., lip chewing, nail biting, yawning, teeth clenching) and wear patterns on dentition
Conservative therapy:
Patient education and self-care
Behavior modification
Psychosocial interventions
Trial of nonsteroidal anti-inflammatory drugs
Muscle relaxant for spasm
Conservative therapy:
Patient education and self-care
Behavior modification
Psychosocial interventions
Trial of nonsteroidal anti-inflammatory drugs
Reevaluate in two to four weeks
Reevaluate in two to four weeks
Consider adding antidepressant or benzodiazepine
Consider diagnostic injections
Consider referral for occlusal splint
Consider imaging
Consider imaging
Continue conservative measures; modify as appropriate
Reevaluate
If improved, consider de-escalating therapy
If not improved, consider referral

Algoritmo para o tratamento não cirúrgico de desordens temporomandibulares.[19]

Diagnosticar e tratar com exatidão as DTMs pode ser uma tarefa difícil e confusa. Isto é frequentemente verdade, principalmente porque os sintomas de um doente nem sempre se enquadram numa classificação. Em muitos doentes, uma perturbação contribui para outra.

A inter-relação das várias DTMs deve ser sempre considerada na avaliação e tratamento dos pacientes. Por vezes, é quase impossível identificar qual a perturbação que precede qual. Muitas vezes, as provas para determinar essa ordem só podem ser obtidas através de uma história completa.

Os tratamentos que têm sido sugeridos para as DTMs variam enormemente num grande espetro de modalidades. Para que um clínico possa selecionar com confiança um tratamento adequado, deve exigir provas científicas adequadas que sustentem a sua utilização.

Todos os métodos de tratamento podem ser classificados em dois: -

1. **Tratamento definitivo:** - Refere-se aos métodos dirigidos para o controlo ou eliminação dos factores etiológicos que criaram a perturbação.

2. **Terapia de suporte:** - Refere-se a métodos de tratamento direccionados para a alteração dos sintomas do doente.

1. Tratamento definitivo: - "Todo o tratamento inicial deve ser conservador, reversível e não invasivo".

a) Terapia oclusal

i)   Terapia oclusal reversível: Realizada com um aparelho oclusal

ii)   Terapia oclusal irreversível: Altera a oclusão de forma permanente

b) Terapia do stress emocional:

i)   Sensibilização dos doentes

ii)   Terapia de relaxamento

iii)   Evasão voluntária

2. Terapia de apoio:

a) Terapia farmacológica (**Tabela 4***)*

- Analgésicos

- AINEs

- Agentes anti-inflamatórios

- Ansiolíticos

- Relaxantes musculares

- Antidepressivos tricíclicos

- Anestésicos locais

b) Fisioterapia

- Termoterapia

- Terapia de arrefecimento

- Terapia por ultra-sons

- Iontoforese

- TENS

- Laser frio

- Condicionamento muscular

Tabela 4: Tratamento farmacológico para as perturbações temporomandibulares[27-39]

Drogas	Doses recomendadas
Anticonvulsivante: gabapentina	300 mg por dia, com um aumento gradual de 300 mg
Benzodiazepinas Clonazepam Diazepam Triazolam	 0,25 mg todas as noites, com um aumento de 0,25 mg por semana até um máximo de 1 mg por dia 2,5 mg quatro vezes por dia durante uma semana, depois 5 mg quatro vezes por dia durante três semanas 0,125 mg todas as noites
Corticosteróides Injeção intra-articular (por exemplo, triamcinolona, metilprednisolona) Sistémico	Injeção de 0,5 ml de anestésico local e 5 a 20 mg de esteroide utilizando uma agulha de calibre 23 a 27 de 0,5 a 1 polegada Curso curto (cinco a sete dias), com ou sem redução gradual
Hialuronato	Frasco para injetáveis de dose única, com segunda injeção em duas semanas
Relaxante muscular: ciclobenzaprina	10 mg todas as noites
AINES Celecoxib Diclofenac Ibuprofeno Naproxeno Piroxicam	 100 mg duas vezes por dia 50 mg três vezes por dia 600 mg quatro vezes por dia 500 mg duas vezes por dia 20 mg por dia
Antidepressivo tricíclico: amitriptilina	25 mg por dia

Tabela 5: Descreve as instruções para os doentes[16]

Be aware of habits or patterns of jaw use.

- Avoid tooth contact except during chewing and swallowing.
- Notice any contact the teeth make.
- Notice any clenching, grinding, gritting, or tapping of teeth or any tensing or rigid holding of the jaw muscles.
- Check for tooth clenching while driving, studying, doing computer work, reading, or engaging in athletic activities, and also when at work or in social situations and when experiencing overwork, fatigue, or stress.
- Position the jaw to avoid tooth contacts.
- Place the tip of the tongue behind the top teeth and keep the teeth slightly apart; maintain this position when the jaw is not being used for functions such as speaking and chewing.

Modify your diet.

- Choose softer foods and only those foods that can be chewed without pain.
- Cut foods into smaller pieces; avoid foods that require wide mouth opening and biting off with the front teeth or foods that are chewy and sticky and that require excessive mouth movements.
- Do not chew gum.

Do not test the jaw.

Do not open wide or move the jaw around excessively to assess pain or motion.

Avoid habitually maneuvering the jaw into positions to assess its comfort or range.

Avoid habitually clicking the jaw if a click is present.

Avoid certain postures.

- Do not lean on or cup the chin when performing desk work or at the dining table.
- Do not sleep on the stomach or in postures that place stress on the jaw.

Avoid elective dental treatment while symptoms of pain and limited opening are present.

During yawning, support the jaw by providing mild pressure underneath the chin with the thumb and index finger or with the back of the hand.

Apply moist hot compresses to the sides of the face and to the temple areas for 10–20 minutes twice daily.

TRATAMENTO DAS PERTURBAÇÕES DOS MÚSCULOS MASTIGATÓRIOS

Initial treatment of masticatory muscle disorders	
Treatment Component	**Description**
Education	Explanation of the diagnosis and treatment Reassurance about the generally good prognosis for recovery and natural course Explanation of patient's and doctor's roles in therapy Information to enable patient to perform self-care
Self-care	Eliminate oral habits (eg, tooth clenching, chewing gum) Provide information on jaw care associated with daily activities
Physical therapy	Education regarding biomechanics of jaw, neck, and head posture Passive modalities (heat and cold therapy, ultrasonography, laser, and TENS) Range-of-motion exercises (active and passive) Posture therapy Passive stretching, general exercise, and conditioning program
Intraoral appliance therapy	Cover all the teeth on the arch on which the appliance is seated Adjust to achieve simultaneous contact against opposing teeth Adjust to a stable comfortable mandibular posture Avoid changing mandibular position Avoid long-term continuous use
Pharmacotherapy	NSAIDs, acetaminophen, muscle relaxants, antianxiety agents, tricyclic antidepressants
Behavioral/relaxation techniques	Relaxation therapy Hypnosis Biofeedback Cognitive-behavior therapy

QUADRO 6: Tratamento inicial dos músculos da mastigação[16]

TRATAMENTO DAS PERTURBAÇÕES DA ARTICULAÇÃO TEMPOROMANDIBULAR

I] DESARRANJO DO COMPLEXO DO DISCO DO CÔNDILO:

1. Deslocação do disco e deslocação do disco com redução

Tratamento definitivo: -

- Restabelecer uma relação normal entre o côndilo e o disco com a ajuda de um aparelho de posicionamento anterior. Isto ajuda a recapturar o disco.

- É selecionada a menor quantidade de posicionamento anterior da mandíbula que elimine o som da articulação

- Durante o posicionamento para a frente, os tecidos retrodiscais sofrem alterações adaptativas e reparadoras

- Um aparelho de estabilização deve ser utilizado sempre que possível, uma vez que os efeitos adversos a longo prazo são minimizados

- Inicialmente, utilização a tempo parcial, apenas à noite.

- O doente é encorajado a usar mais o aparelho apenas se for a única forma de controlar a dor.

- À medida que os sintomas desaparecem, o doente é encorajado a diminuir a utilização do aparelho.

Terapia de apoio: -

- Diminuir a carga sobre a articulação

- Alimentos mais suaves, mastigação mais lenta e dentadas mais pequenas

2. Deslocação do disco sem redução:

Tratamento definitivo: -

- Tentativas de recapturar o disco por manipulação manual

- Após a redução bem sucedida do disco, é imediatamente colocado um aparelho de posicionamento anterior

Terapia de apoio: -

Os doentes são instruídos para não abrirem demasiado

II] INCOMPATIBILIDADE ESTRUTURAL DA SUPERFÍCIE ARTICULAR:

1. Desvio de forma: - Cirurgia

2. Aderências e aderências: - Aparelho de estabilização. Este altera a relação das superfícies articulares, diminuindo a probabilidade de aderências.

3. Subluxação e deslocação espontânea

Tratamento definitivo: - Cirúrgico

III] DISTÚRBIOS INFLAMATÓRIOS DA ATM:

As doenças inflamatórias das estruturas articulares ocorrem frequentemente em simultâneo com outras doenças inflamatórias ou são secundárias a estas.

1. Sinovite e capsulite:

Tratamento definitivo: - Nenhum

Prevenir a articulação de novas lesões

2. Retrodiscite:

Tratamento definitivo: - Se a retrodiscite resultar de uma deslocação anterior ou de uma deslocação do disco com redução

Um aparelho de reposicionamento anterior utilizado

3. Artrites: Osteoartrite

Tratamento definitivo: - Se a etiologia for uma sobrecarga mecânica da articulação, utilizar um aparelho de reposicionamento anterior

Em caso de hiperatividade muscular, utilizar um aparelho de estabilização

Apoio: - É uma doença auto-limitada

CONSIDERAÇÕES GERAIS SOBRE A TERAPIA OCLUSAL

Definição: - A terapia oclusal é qualquer tratamento que altere a condição oclusal de um doente. Pode ser utilizada para melhorar a função do sistema mastigatório através da influência dos padrões de contacto oclusal e da alteração da posição funcional da mandíbula.

2 tipos: -1. Reversível

2. Irreversível

1. **Terapia oclusal reversível:** altera temporariamente a condição oclusal ou a posição da articulação, mas quando removida devolve ao paciente a condição pré-existente, por exemplo, aparelho oclusal

2. **Terapia oclusal irreversível:** altera permanentemente a condição oclusal de modo a que a condição original não possa regressar facilmente ou de todo. Por exemplo, trituração selectiva, procedimentos protéticos fixos, terapia ortodôntica.

Indicações para uma terapia irreversível: -

i)   Tratamento das DTMs

ii)   Tratamento em conjunto com outras medidas necessárias que irão alterar significativamente a condição oclusal existente.

A terapia irreversível é indicada quando a melhoria permanente da condição oclusal é suscetível de eliminar a perturbação funcional do sistema mastigatório.

"Lembre-se" que só existem 2 formas de a condição oclusal se tornar um fator etiológico das DTM:

i)   Quando é alterado de forma aguda

ii)   No que diz respeito à instabilidade ortopédica

Objectivos de tratamento para a terapia oclusal:

Os objectivos específicos do tratamento são determinados pela terapia oclusal reversível que eliminou com êxito os sintomas.

Os objectivos do tratamento são os seguintes: -

1. Os côndilos estão em repouso na sua posição mais supero-anterior contra as vertentes posteriores das eminências articulares.

2. Os discos articulares estão corretamente interpostos entre o côndilo e as fossas. Nos casos em que um distúrbio de desarranjo discal tenha sido tratado, o côndilo pode não estar a articular-se no tecido fibrótico adaptativo com o disco ainda deslocado ou deslocado.

3. Quando a mandíbula é fechada na posição músculo-esquelética, os dentes posteriores contactam de forma uniforme e simultânea. Todos os contactos ocorrem entre as pontas das cúspides cêntricas e as superfícies planas, dirigindo as forças oclusais através do longo eixo dos dentes.

4. Quando a mandíbula se move excentricamente, os dentes anteriores contactam e desocluem os dentes posteriores.

5. Na posição de alimentação alerta, os contactos dentários posteriores são mais proeminentes do que os contactos dentários anteriores. [8]

Planeamento do tratamento para a terapia oclusal:

"A melhor opção é realizar o mínimo de alterações dentárias que satisfaçam os objectivos do tratamento".

Há duas considerações gerais: -

1. O tratamento mais simples que permite atingir os objectivos do tratamento é geralmente o melhor.

2. O tratamento nunca deve ser iniciado até que os resultados finais possam ser visualizados. A melhor forma de o conseguir é montar com precisão os moldes de diagnóstico num articulador e executar o tratamento sugerido nos moldes.

"Nunca inicie o tratamento oclusal de um paciente sem conseguir visualizar o resultado final, bem como cada passo que o tornará possível".

Regra dos terços:

A "Regra dos terços" foi desenvolvida para ajudar a determinar o tratamento adequado (fig. 20).

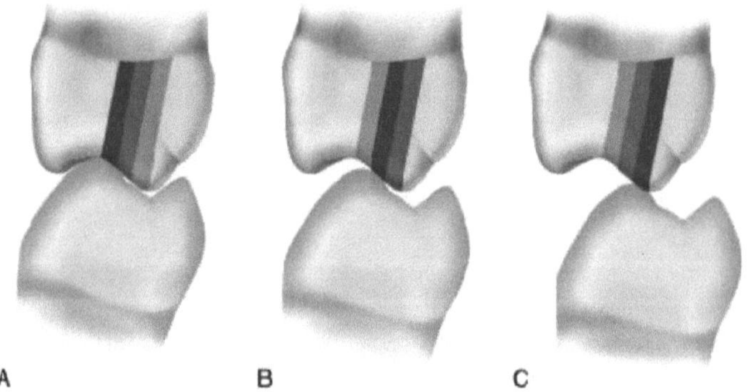

Figura 20: A regra dos terços na retificação selectiva. Ao utilizar a regra dos terços, a inclinação interna das cúspides cêntricas é dividida em terços. Com os côndilos na posição de tratamento desejada (relação cêntrica), a mandíbula é fechada ao contacto dentário. Se o contacto inicial da cúspide cêntrica inferior se situar no terço mais próximo da fossa central do dente oposto (como se mostra aqui), a retificação seletiva pode ser realizada com sucesso. Quanto mais próximo o contacto estiver do terço médio, maior é a probabilidade de o desgaste seletivo levar à exposição da dentina e à necessidade de procedimentos de restauração.[8]

112

Cada inclinação interna das cúspides cêntricas posteriores é dividida em 3 partes iguais.

- Se, quando os côndilos mandibulares estiverem na posição desejada, a ponta da cúspide cêntrica de um arco contactar a inclinação interna da cúspide cêntrica oposta no terço mais próximo da fossa central.

↓

A trituração selectiva pode normalmente ser realizada sem danificar os dentes.

- Se a ponta da cúspide cêntrica oposta entrar em contacto no terço médio da inclinação interna oposta,

↓

A coroa e os procedimentos protéticos fixos são os mais adequados

- Se a ponta da cúspide entrar em contacto com a inclinação interna oposta nos 3rd mais próximos das pontas das cúspides ou mesmo na ponta da cúspide

↓

Procedimentos de tratamento ortodôntico

Factores que influenciam o planeamento do tratamento:

5 factores: -

1) *Sintomas:* - Quando os sintomas são graves e foi determinado que a terapia oclusal seria útil, esta terapia mais extensa torna-se indicada.

2) *Condição da dentição:* - Influencia a terapia oclusal mais adequada para o paciente.

3) *Saúde sistémica: - O* prognóstico de alguns tratamentos pode ser grandemente influenciado pela saúde geral do doente.

4) *Estética: -* Quando se está a desenvolver um plano de tratamento oclusal, a consideração estética não deve ser negligenciada ou subestimada.

5) *Finanças: -* Como em qualquer serviço, a capacidade do doente para financiar o tratamento pode influenciar significativamente o plano de tratamento. Embora o custo não deva influenciar a seleção do tratamento. De facto, muitas vezes influencia.[8]

Utilização de articuladores: -

Um articulador dentário é um instrumento que reproduz certos movimentos importantes de diagnóstico e de contorno da mandíbula.

i)   Utilização no diagnóstico: -

Em primeiro lugar, melhoram a visualização das inter-relações estáticas e funcionais dos dentes. Permitem o exame lingual da oclusão do paciente.

Segundo - facilidade de movimento mandibular

ii) *Utilização no planeamento do tratamento:*

Os moldes de diagnóstico são utilizados para garantir o sucesso do tratamento e podem ser empregues de várias formas, dependendo do tratamento em questão.

a) Retificação selectiva

b) Enceramento de diagnóstico funcional

c) Depilação de diagnóstico estético

d) Instalação ortodôntica

e) Conceção de próteses fixas de restauração

iii) *Utilização no tratamento:*

Não pode tratar um paciente, mas pode ser uma ajuda indispensável no desenvolvimento de aparelhos dentários que ajudarão a tratar um paciente.

Factores que afectam a seleção de um articulador: -

i)   Reconhecimento de certas características da oclusão do paciente

ii)   Extensão dos procedimentos de restauração

iii)   Compreender as limitações do articulador

iv)   Competências do médico [8]

TERAPIA OCLUSAL REVERSÍVEL

Terapia com aparelhos oclusais:

Definição: de tala oclusal ou dispositivo oclusal - Superfície oclusal artificial amovível utilizada para diagnóstico ou terapia que afecta a relação entre a maxila e a mandíbula. Pode ser utilizada para estabilização oclusal, para tratamento de desordens temporomandibulares ou para prevenir o desgaste da dentição.

Utilizações dos aparelhos oclusais: -

1. Para proporcionar temporariamente uma articulação mais estável do ponto de vista ortopédico

2. Também pode ser utilizado para introduzir uma oclusão funcional óptima que reorganiza a atividade de refluxo neuromuscular que, por sua vez, reduz a atividade muscular anormal, encorajando uma função muscular mais normal.

3. Proteger os dentes e as estruturas de suporte de forças anómalas que podem provocar a rutura ou o desgaste dos dentes.

4. Fornecer uma superfície aceitável para tratamento oclusal reversível, que pode ser alterada conforme necessário.

5. Pode ser utilizado para ajudar a determinar o que está errado ou para ajudar a tratar uma má relação específica que tenha sido diagnosticada.

O objetivo de uma tala oclusal pode ser a verificação de que a posição e o alinhamento correctos dos conjuntos côndilo-disco foram alcançados. No entanto, se a verificação for o objetivo pretendido, a utilização da tala deve ser combinada com o conhecimento do funcionamento dos componentes articulares, uma vez que o alívio dos sintomas não é, por si só, uma prova aceitável da conceção correcta da tala. Certos tipos de talas podem reduzir temporariamente os sintomas, ao mesmo tempo que provocam instabilidade a longo prazo.[8]

Uma vez que a causa e a inter-relação de muitas DTMs são muitas vezes complexas, a terapia inicial deve ser geralmente reversível e não-invasiva. Quando o aparelho reduz os sintomas, a relação exacta entre a causa e o efeito deve ser identificada antes de se iniciar uma terapia irreversível.

Uma falácia comum em relação aos splints oclusais é que o alívio dos sintomas resulta do aumento da dimensão vertical.

No entanto, o alívio dos sintomas de uma tala oclusal não está relacionado com a alteração da dimensão vertical, que ocorre quando uma tala é colocada. As talas de cobertura oclusal envolvem sempre algum aumento da dimensão vertical, mas as alterações na dimensão vertical não afectam a posição do eixo condilar em relação cêntrica. Esse eixo pode permanecer numa posição fixa durante uma abertura da mandíbula de 15 mm ou mais. O eixo correto tem necessariamente de estar localizado na dimensão vertical aumentada para separar as inclinações oclusais que causam o deslocamento condilar. Mas assim que um eixo de relação cêntrica estável puder ser confirmado, podem ser feitas alterações diretamente na dentição e a tala oclusal pode ser descartada. [8]

O QUE É QUE A TALA OCLUSAL PODE FAZER?[7]

As talas oclusais podem desempenhar uma função básica. Podem impedir que a oclusão existente controle a relação entre os maxilares na máxima intercuspidação.

Quando as superfícies oclusais são cobertas, parcial ou completamente, o material da tala torna-se a superfície de oclusão. A forma como essa superfície oclusal é contornada determina como a mandíbula deve ser posicionada para ocluir os dentes com a tala. Uma vez que o côndilo deve mover-se à medida que a mandíbula se move, o efeito final da tala oclusal é a acomodação do eixo do côndilo à relação mandibular ditada pela tala.

Isso pode ser benéfico ou prejudicial, dependendo de onde os conjuntos de discos do côndilo devem se mover para confirmar a oclusão estabelecida pela tala.

Embora todos os outros efeitos das talas oclusais sejam secundários ao controlo das relações entre os maxilares, existem vários benefícios secundários que podem resultar da cobertura oclusal por uma tala amovível, como se segue:

1. *Estabilização de dentes fracos:* - Uma tala oclusal pode efetivamente estabilizar dentes fracos ou hipermóveis através da adaptação do material da tala em torno das superfícies axiais. Pode servir, de facto, como um retentor.

2. *Distribuição das forças oclusais:* - A redução do stress em dentes individuais pode ser afetada pela provisão de mais contactos de igual intensidade contra a superfície

oclusal corrigida da tala. Esta alteração também afecta a entrada proprioceptiva para o sistema neuromuscular.

3. ***Redução do desgaste:*** - O desgaste ocorre contra a tala e não contra os dentes opostos.

4. ***Estabilização de dentes não opostos:*** - Proporcionar contactos oclusais para dentes não opostos impede a sua erupção. Uma tala oclusal é muitas vezes um compromisso eficaz quando um paciente não está pronto para uma prótese mais permanente.

O QUE É QUE AS TALAS OCLUSAIS NÃO PODEM FAZER?

As talas oclusais não podem causar efeitos que estejam em violação das leis mecânicas. Assim, uma tala oclusal não descarrega os côndilos. A alegação popular de que uma tala oclusal posterior serve como um pivô para distração dos côndilos viola os factos da anatomia, as leis da física e os dados clínicos.

Mesmo que os pivôs oclusais sejam colocados no último molar de cada lado, os músculos elevadores estão atrás dos dentes e irão efetivamente carregar os côndilos contra a eminência.

Seleção adequada dos aparelhos:

Para selecionar o aparelho adequado para um paciente, é preciso primeiro identificar o principal fator etiológico que causa o distúrbio. Em seguida, pode ser selecionado o aparelho que melhor afecta esse fator. Nenhum aparelho é útil para todas as DTMs.

Fabrico e ajuste do aparelho:

Uma vez selecionado o aparelho adequado, este deve ser fabricado e ajustado de forma a que os objectivos do tratamento sejam alcançados com sucesso. Deve-se ter o cuidado de construir um aparelho que seja compatível com os tecidos moles e que proporcione a alteração exacta da função necessária para eliminar a causa.

Cooperação dos doentes:

Uma vez que a terapia com aparelhos é reversível, só é eficaz quando o paciente está a usar o aparelho. O paciente deve ser instruído sobre o seu uso adequado, reduzir os sintomas num paciente que não o use adequadamente.

TIPOS DE TALAS OCLUSAIS:[7]

Existem dois tipos de talas oclusais. Independentemente dos diferentes modelos de talas, cada tala oclusal pode ser classificada como

(a) Tala permissiva

(b) Tala diretiva.

a) Talas permissivas: - são concebidas para desbloquear a oclusão para remover do contacto as inclinações dentárias desviadas. Quando isto é conseguido, perde-se o reflexo neuromuscular que controla o fecho na intercuspidação maxilar. Os côndilos podem então voltar à sua posição sentada correcta em relação cêntrica, se o estado dos componentes articulares o permitir (fig. 21).

Uma vez que todas as inclinações dentárias correctivas são separadas ou cobertas com plástico liso, as talas permissivas permitem que os músculos funcionem de acordo com as suas próprias interacções coordenadas, eliminando assim a causa e o efeito da incoordenação muscular. Por esta razão, as talas permissivas são muitas vezes referidas como desprogramadores musculares.

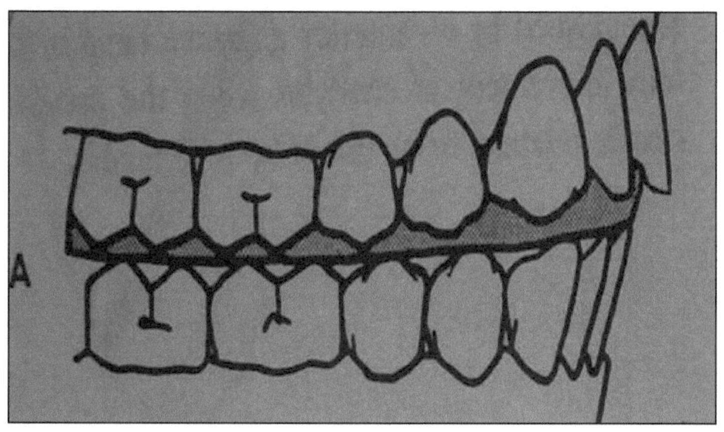

Figura 21: Talas permissivas

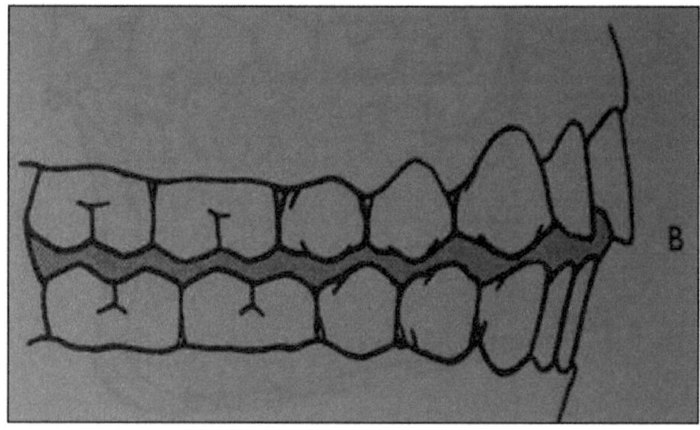

Figura 22: Talas directivas

b) Talas directivas: - São concebidas para posicionar a mandíbula numa relação específica com a maxila. Qualquer tala com fossas oclusais que se intercuspem é uma tala diretiva porque a mandíbula é direccionada para a relação maxilar a maxilar específica em que ocorre a intercuspidação dos dentes.

O posicionamento da mandíbula pode também ser realizado através do contacto de inclinações, contra dentes anteriores que orientam a mandíbula numa determinada posição de fecho (fig. 22).

O único objetivo da tala de direcionamento é posicionar ou alinhar os conjuntos de discos do côndilo. Assim, as talas direccionais devem ser utilizadas apenas quando é necessária uma posição especificamente direccionada dos côndilos.

Contra-indicações para talas direccionais:

1. O côndilo e o disco podem ser alinhados corretamente

2. O conjunto do disco do côndilo, corretamente alinhado, pode mover-se para a posição mais superior contra a eminência sem desarranjo.

3. Os discos podem manter o seu alinhamento com os côndilos durante a função.

Se as condições acima puderem ser verificadas, é uma indicação de que as articulações estão a funcionar numa relação fisiologicamente aceitável. Não há necessidade de alterar essa relação e, portanto, não há razão para utilizar qualquer aparelho que desvie a mandíbula desse eixo condilar. [8]

ELECTRODOMÉSTICOS

1. APARELHO DE ESTABILIZAÇÃO (fig. 23):

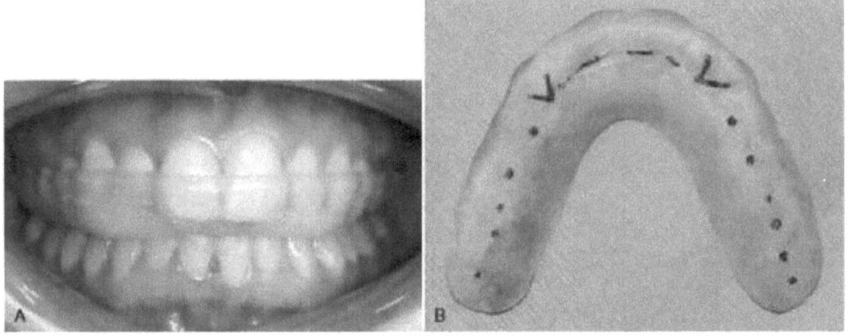

Figura 23: Os contactos oclusais finais para um aparelho de estabilização. A, Vista anterior. B, Vista oclusal.

Também designado por **aparelho de relaxamento muscular**, uma vez que é utilizado principalmente para reduzir as dores musculares.

Descrição e objectivos do tratamento: -

Geralmente fabricado para a arcada maxilar e proporciona uma oclusão funcional óptima para o paciente.

Quando o aparelho está colocado, os côndilos estão na sua posição mais estável do ponto de vista músculo-esquelético, no momento em que os dentes estão em contacto uniforme e simultâneo.

A desoclusão do canino dos dentes posteriores durante o movimento excêntrico também é fornecida. O objetivo do tratamento com o aparelho de estabilização é eliminar qualquer instabilidade ortopédica entre a posição oclusal e a posição articular, eliminando assim esta instabilidade como fator etiológico das DTM. [8]

Indicações:

- Geralmente utilizado para tratar a hiperatividade muscular.

- Hábitos parafuncionais - bruxismo.

- Para doentes com dor muscular local ou mialgia crónica mediada centralmente

- Útil para doentes com retrodiscite secundária a traumatismo.

- Este aparelho pode ajudar a reduzir as forças exercidas sobre os tecidos danificados, permitindo assim uma cicatrização mais eficaz.[8]

Técnica de fabrico simplificada: -

- O aparelho de estabilização em acrílico duro da arcada completa pode ser utilizado em qualquer arcada, mas a colocação na maxila oferece algumas vantagens,

i.   O dispositivo maxilar é normalmente mais estável e cobre mais tecido, o que o torna mais retentivo e menos suscetível de quebrar.

ii.   É também mais versátil, permitindo a obtenção de contactos opostos em todas as relações esqueléticas e molares.

iii.   O aparelho maxilar proporciona uma maior estabilidade, uma vez que todos os contactos mandibulares se encontram em superfícies planas. Isto pode não ser possível com o aparelho mandibular.

iv.   Outra vantagem é a capacidade de certas características do aparelho para ajudar a localizar a relação músculo-esquelética estável dos côndilos nas fossas.

A principal vantagem do aparelho mandibular:

É mais fácil para o doente falar com o aparelho colocado e, para alguns doentes, é menos visível (logo, mais estético).

Foram sugeridos muitos métodos para o fabrico de aparelhos oclusais:

- Um método frequentemente utilizado começa com moldes montados no articulador.

- Os cortes inferiores na arcada maxilar são bloqueados e o aparelho é desenvolvido em cera.

- O aparelho encerado é revestido e processado com resina acrílica termopolimerizável e, em seguida, ajustado intra-oralmente para uma adaptação final.

- Outra técnica comum utiliza moldes montados e acrílico auto-polimerizável. A orientação excêntrica e a espessura do dispositivo oclusal são desenvolvidas utilizando um pino guia anterior e uma mesa guia previamente desenvolvida.

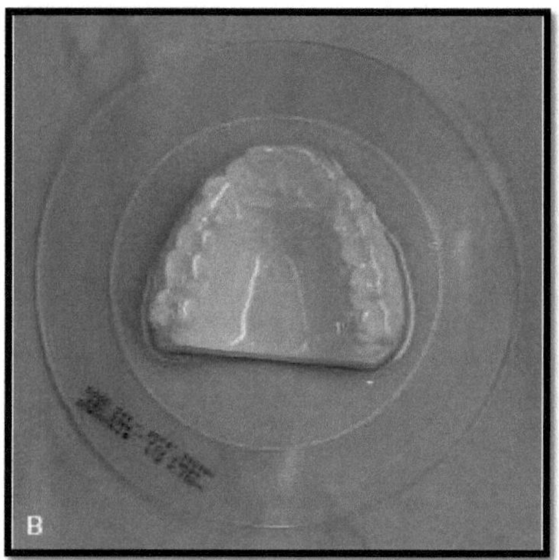

A folha de resina adaptada sobre o molde utilizando um adaptador de pressão

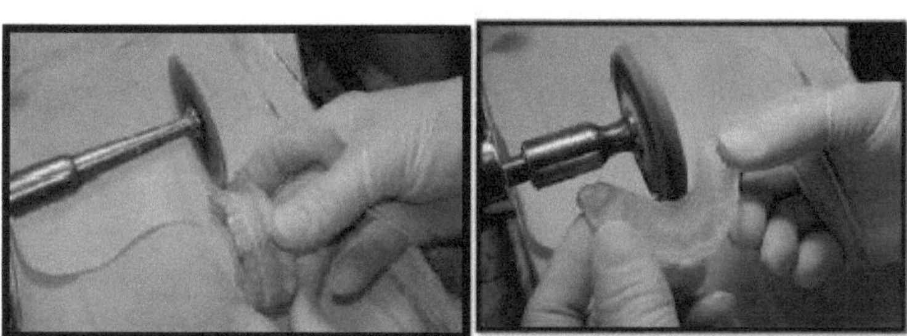

a estrutura maxilar é cortada do molde e o excesso é removido com uma roda de borracha num torno

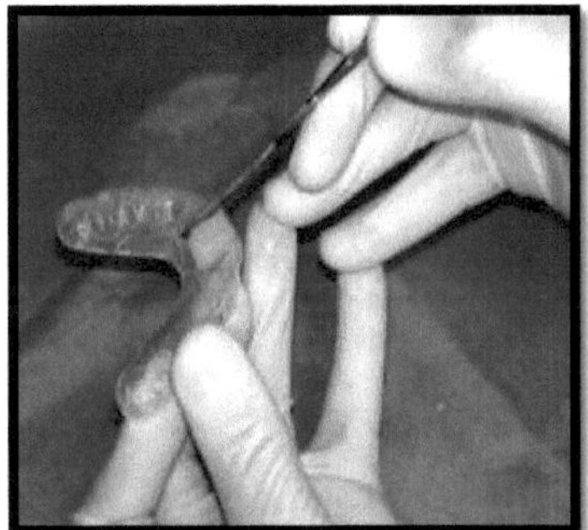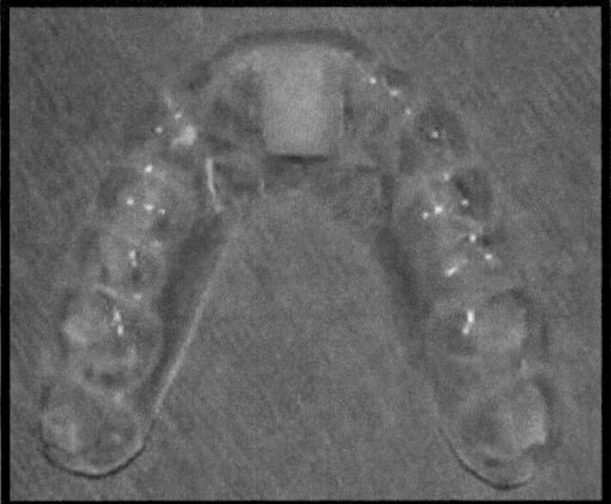

Fig. 26 A. Uma pequena quantidade de resina acrílica autopolimerizável é adicionada anteriormente para atuar como um batente anterior para o incisivo inferior. B. Uma vista oclusal do aparelho

Colocação do aparelho nos dentes superiores:

- Deve oferecer retenção e estabilidade adequadas

- A pressão exercida sobre qualquer parte não deve provocar a sua inclinação ou afrouxamento.

- Ocasionalmente, quando a resina não se adapta bem aos dentes ou a retenção é fraca, o aparelho oclusal pode ser revestido intra-oralmente com resina acrílica transparente auto-polimerizável.

Localização da posição estável músculo-esquelética: -

Para que o aparelho de estabilização seja otimamente eficaz, os côndilos devem estar localizados na sua posição mais estável do ponto de vista músculo-esquelético, que é a relação cêntrica.

São utilizadas duas técnicas: -

1) *Manipulação manual bilateral:* - Em posição músculo-esquelética, os discos estão corretamente interpostos entre os côndilos e as fossas mandibulares. Se um dos discos estiver deslocado, a técnica de orientação mandibular assenta esse

côndilo nos tecidos retrodiscais, o que produz dor, e suspeita-se de uma afeção intracapsular.

2) ***Um batente*** é colocado na região anterior do aparelho e os músculos são usados para localizar a posição músculo-esquelética nos côndilos. O batente deve ter uma espessura que mantenha os dentes anteriores separados por 3-6mm. Isso faz com que os dentes posteriores fiquem separados por apenas 1-3mm. Os dentes posteriores da mandíbula não devem entrar em contacto com qualquer parte do aparelho, se estiverem presentes devem ser eliminados.

O contacto no batente anterior é marcado com papel de articulação e ajustado de modo a proporcionar um batente perpendicular ao longo eixo do dente (mandibular) que está a ser contactado. É importante que não haja angulação no contacto, uma vez que a angulação tende a desviar a posição mandibular.

Quando o batente anterior é plano e o paciente fecha sobre os dentes posteriores, a tração funcional dos principais músculos elevadores assenta os côndilos na sua posição mais superoanterior na base das vertentes posteriores das eminências articulares.

Em ambas as técnicas, é importante comunicar bem com o doente relativamente à posição mandibular exacta. Após alguns fechos, o contacto marcado no batente anterior deve tornar-se muito reprodutível, reflectindo a localização da posição mandibular estável.[8]

Desenvolver a oclusão:

Quando a relação cêntrica tiver sido localizada, o paciente deve familiarizar-se com ela usando o aparelho durante alguns minutos, uma vez que o batente anterior elimina as condições oclusais existentes, eliminando quaisquer engramas musculares associados à proteção neuromuscular, proporcionando assim uma estabilização e permitindo um assentamento mais completo dos côndilos na sua posição músculo-esquelética.

Quando a posição da relação cêntrica tiver sido cuidadosamente localizada pelo paciente, o aparelho é removido da boca e é adicionada resina acrílica autopolimerizável às restantes regiões anteriores e posteriores da superfície oclusal.

O aparelho é então recolocado na boca e o paciente é guiado ou fechado na relação cêntrica.

As reentrâncias de cada dente mandibular serão visíveis, bem como acrílico suficiente para a vestibular dos caninos para o desenvolvimento da orientação excêntrica.

Ajustar os contactos da relação cêntrica:

A superfície oclusal do aparelho é melhor ajustada marcando primeiro a área mais profunda de cada ponta da cúspide vestibular mandibular e dos bordos incisais com um lápis.

O acrílico à volta das marcas de lápis é removido para que a superfície oclusal relativamente plana permita movimentos excêntricos. As únicas áreas reservadas devem ser aquelas que são anteriores e labiais a cada canino mandibular. Estas áreas criarão o contacto desejado durante o movimento mandibular.[8]

A resina é alisada até às marcas de lápis em todas as áreas, exceto na anterior e na vestibular dos caninos. Depois de o aparelho ter sido cuidadosamente alisado, é devolvido à boca do paciente e os contactos da relação cêntrica são marcados com papel articulador vermelho à medida que o paciente fecha. Os contactos devem ocorrer numa superfície plana com a mesma força.

Ajustar a guia excêntrica:

Quando os contactos da relação cêntrica pretendida tiverem sido alcançados, a orientação anterior é redefinida (fig. 27).

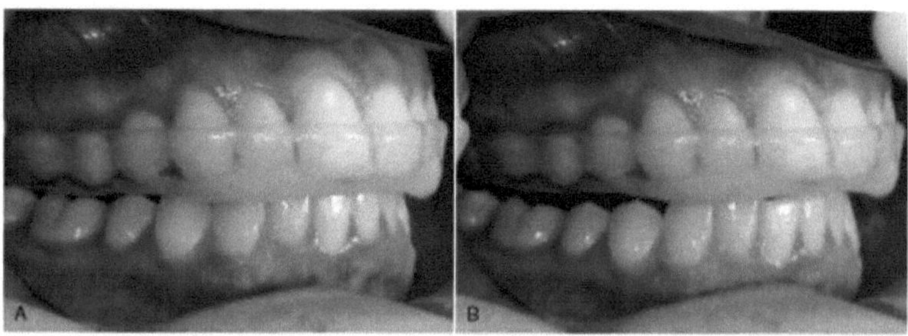

Figura 27: A, A proeminência acrílica vestibularmente ao canino (vista lateral). B, Durante um movimento laterotrusivo, o canino mandibular desoculta os restantes dentes posteriores (orientação do canino).

As proeminências acrílicas labiais do canino mandibular são alisadas. Devem apresentar uma angulação de cerca de 30-40 graus em relação ao plano oclusal e permitir que o canino passe de forma suave e contínua durante as excursões protrusivas e laterotrusivas. Se a angulação das proeminências for demasiado acentuada, os caninos restringem o movimento mandibular e podem agravar um distúrbio muscular existente.

Com papel de articulação azul, o doente fecha-se em relação cêntrica e move-se em excursões laterotrusivas e protrusivas direitas e esquerdas. O papel de articulação azul é removido e substituído por papel de articulação vermelho. Novamente, a mandíbula fecha-se em relação cêntrica e os contactos são marcados.

Os contactos azuis na parte anterior representam contactos laterotrusivos e protrusivos do canino mandibular e devem ser eliminados e devem ser suaves e contínuos. [8]

Na posição vertical ou ligeiramente avançada da cabeça, os contactos anteriores devem ser mais leves do que os posteriores. Depois de ajustado, o aparelho é alisado e polido.

Instruções e ajustes:

O doente é instruído sobre a colocação e remoção correctas do aparelho. O paciente é instruído a usar o aparelho de acordo com a doença que está a ser tratada.

- Se bruxismo - Utilização nocturna

- Retrodiscite - Usada a maior parte do tempo

- Perturbação da dor miógena - Utilização a tempo parcial

- Perturbação intracapsular - uso contínuo

- Se o uso do aparelho aumentar a dor - interromper imediatamente e comunicar o facto

- O doente regressa dentro de 2-7 dias para avaliação

Nessa altura, as marcas oclusais do aparelho são reexaminadas. À medida que os músculos relaxam e os sintomas desaparecem, pode ser assumida uma posição mais superoanterior do côndilo. Esta mudança deve ser acompanhada de ajustes do aparelho para uma oclusão funcional óptima. Se os sintomas não forem aliviados ou melhorados, o aparelho deve ser reavaliado para verificar se está bem ajustado e se tem contactos oclusais.[8]

Critérios finais para o aparelho de estabilização:

1. O aparelho deve adaptar-se com precisão aos dentes maxilares, com total estabilidade e retenção quando em contacto com os dentes mandibulares e quando verificado por palpação digital.

2. Em relação cêntrica, todas as cúspides vestibulares pós-mandibulares devem entrar em contacto com a superfície plana com a mesma força.

3. Durante o movimento protrusivo, os caninos mandibulares devem entrar em contacto com o aparelho com uma força uniforme. Os incisivos mandibulares também podem entrar em contacto com o aparelho, mas não com mais força do que os caninos.

4. Apenas em qualquer movimento lateral, o canino mandibular deve apresentar um contacto laterotrusivo com o aparelho.

5. Os dentes posteriores da mandíbula devem entrar em contacto com o aparelho apenas em relação cêntrica.

6. Na posição vertical, os dentes posteriores devem entrar em contacto com mais força do que os anteriores.

7. A superfície oclusal do aparelho deve ser tão plana quanto possível, sem marcas de cúspides mandibulares.

8. O aparelho oclusal é polido de modo a não irritar os tecidos moles de ajuste.[8]

2. APARELHO DE REPOSICIONAMENTO ANTERIOR

Descrição e objectivos do tratamento: -

Trata-se de um dispositivo interoclusal que incentiva a mandíbula a assumir uma posição mais anterior do que a posição intercuspídea. O seu objetivo é proporcionar uma melhor relação disco-côndilo nas fossas para que os tecidos tenham uma melhor oportunidade de se adaptarem ou repararem. Evita que o côndilo carregue os tecidos retrodiscais. A redução da pressão atrás do disco permite que o líquido sinovial circule melhor através dos espaços articulares e ajuda o processo de cicatrização. Quando a adaptação dos tecidos tiver ocorrido, o aparelho é eliminado, permitindo que o côndilo assuma a posição músculo-esquelética estável e funcione sem dor nos tecidos fibrosos adaptativos (fig. 28).

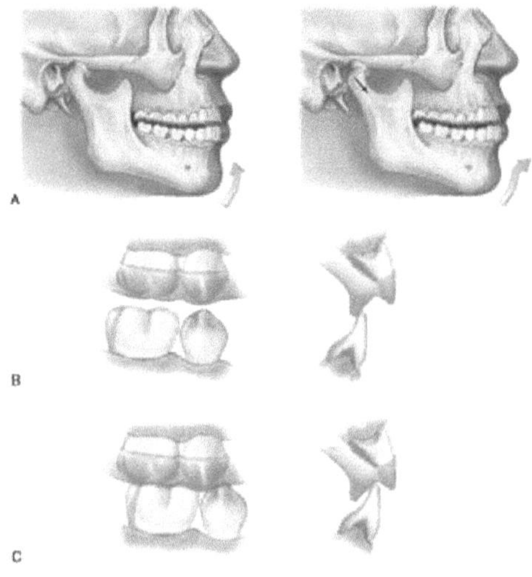

Figura 28: A, O aparelho de posicionamento anterior faz com que a mandíbula assuma uma posição mais anterior, criando temporariamente uma relação côndilo disco mais favorável. B, Durante o fechamento normal, os dentes anteriores da mandíbula entram em contacto com a rampa de orientação anterior fornecida pelo aparelho maxilar. C, À medida que a mandíbula se fecha em oclusão, a rampa faz com que ela se desloque para a frente, para a posição desejada. Essa posição elimina o distúrbio de desarranjo do disco. Na

posição desejada para a frente, todos os dentes entram em contacto para manter a estabilidade da arcada.

A praticidade da tala de reposicionamento anterior é limitada às articulações que não foram danificadas para além da sua capacidade de reparação adaptativa dos tecidos conjuntivos. [8]

Indicações: -

- Principalmente para tratar distúrbios de desarranjo discal, os pacientes com ruídos articulares podem por vezes ser ajudados por ela.

- O bloqueio intermitente ou crónico da articulação também pode ser tratado. Algumas doenças inflamatórias são tratadas com este aparelho, especialmente quando um ligeiro posicionamento anterior dos côndilos é mais confortável.

Para utilizar este aparelho, o disco deve ser capaz de deslizar. Uma articulação anquilosada não responderá à terapia com talas de reposicionamento anterior, nem um disco demasiado deformado.

Técnica de fabrico:

Existem 3 requisitos básicos para uma tala de reposicionamento anterior.

1. A mandíbula deve ser direccionada pela tala para uma posição que alinhe o côndilo com o disco.

2. A mandíbula deve ser impedida de se fechar ou cerrar distalmente à posição de alinhamento do disco.

3. Ambos os segmentos, anterior e posterior, devem partilhar a ancoragem para direcionar a mandíbula para a frente. [8]

Fabrico e montagem do aparelho:

- Passos iniciais semelhantes aos da tala de estabilização

- Stop anterior construído no aparelho e colocado nos dentes superiores

Localização da posição anterior correcta:

O batente anterior é utilizado para localizar uma posição anterior que seja mais confortável para o paciente. A superfície do batente é plana e perpendicular ao longo eixo do dente.

O batente não deve aumentar a dimensão vertical (o aparelho deve ser o mais fino possível). Quando os incisivos ocluem com o aparelho, os dentes posteriores devem estar o mais próximo possível, mas não em contacto com a parte posterior do aparelho.

Para eliminar o estalido, o doente é instruído para fazer a protrusão da mandíbula até que o disco deslocado seja reduzido, e depois abrir e fechar nesta posição.

A articulação é reavaliada quanto aos sintomas e a posição anterior que pára o estalido é localizada e marcada com papel de articulação vermelho, à medida que o doente bate no batente. A posição utilizada deve ser a posição intercuspídea mais curta que elimina os sintomas.

A área de contacto é sulcada com cerca de 1 mm de profundidade, o que proporciona um local de contacto positivo para os incisivos mandibulares. O doente localiza a ranhura e bate nesta posição. Se não houver sons articulares durante a abertura e o fecho nesta posição, verifica-se que é a posição anterior correcta.[8]

Objectivos do tratamento:

São para eliminar os ruídos e as dores nas articulações.

Uma vez eliminados os sintomas articulares, adiciona-se resina acrílica autopolimerizável a todas as superfícies oclusais para que todos os contactos oclusais possam ser estabelecidos (o batente anterior não deve ser coberto com acrílico).

Pede-se ao paciente para fechar lentamente na área sulcada no batente anterior. Quando os dentes são separados do acrílico de fixação, as impressões formadas pelos dentes mandibulares podem ser vistas.

Tal como o aparelho estabilizador, o aparelho de reposição anterior também requer um contacto oclusal plano para todos os dentes que ocluem. A   diferença é a rampa de orientação anterior, que exige que a mandíbula assuma uma posição mais avançada em relação à posição intercuspídea.

Um aparelho bem ajustado permite o contacto com todos os dentes de forma uniforme e simultânea na posição estabelecida para a frente. [8]

Instruções e ajustamentos:

- O aparelho deve ser usado apenas durante a noite. Durante o dia, o aparelho não deve ser usado para que a função normal do côndilo promova o desenvolvimento de tecido conjuntivo fibrótico nos tecidos retrodiscais.

- O tempo de utilização do aparelho é determinado pelo tipo, extensão e cronicidade da doença. A saúde e a idade do paciente também são factores a ter em conta no tratamento.

Critérios finais para o aparelho de reposicionamento anterior:

2. Deve encaixar nos dentes maxilares com total estabilidade e retenção quando em contacto com os dentes mandibulares e quando verificado por palpação digital. Na

posição estabelecida para a frente, todos os dentes mandibulares devem entrar em contacto com uma força uniforme.

3. A posição de avanço estabelecida pelo aparelho deve eliminar os sintomas articulares na abertura e no fecho de e para essa posição.

4. Na amplitude de movimento retrusiva, a rampa de orientação retrusiva lingual deve entrar em contacto com o fecho e direcionar a mandíbula para a posição anterior estabelecida.

5. O aparelho deve ser polido de forma suave e compatível com os tecidos moles adjacentes.[8]

Potenciais efeitos secundários da tala de reposicionamento anterior:

1. Desconforto de utilização

2. Se a divisão direcionar o côndilo para uma posição articular que não se alinhe com o disco recapturado, aumentará os danos nos tecidos conjuntivos e intensificará os danos nos tecidos retrodiscais vasculares.

3. Pode causar um movimento indesejado de todo um segmento do processo dentoalveolar.

4. Os incisivos inferiores podem ser puxados para a frente.

3. PLANO DE MORDIDA ANTERIOR

Descrição e objectivos do tratamento: -

O plano de mordida anterior é um aparelho de acrílico duro usado sobre os dentes maxilares, proporcionando contacto apenas com os dentes anteriores da mandíbula. O seu principal objetivo é o desbloqueio dos dentes posteriores, eliminando assim a sua influência na função do sistema mastigatório (fig.29).

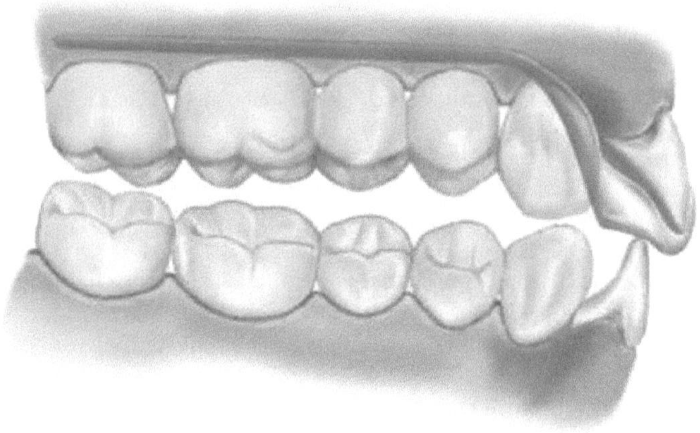

Figura 29: PLANO DE MORDIDA ANTERIOR. ESTE APARELHO PROPORCIONA CONTACTOS OCLUSAIS APENAS NOS DENTES ANTERIORES.

Trata-se de uma tala de diagnóstico. É usada apenas durante um ou dois dias para verificar se a ATM está confortável e se os discos se mantêm alinhados em função. [8]

Indicações: -

- Para o tratamento de perturbações musculares relacionadas com a instabilidade ortopédica ou uma alteração aguda da condição oclusal.

- A atividade parafuncional também pode ser tratada com este medicamento, mas apenas durante um curto período de tempo.

Complicação: -

Como o aparelho cobre apenas uma parte da arcada, os dentes posteriores não opostos têm o potencial de supra-erupção; se o aparelho for usado continuamente durante um longo período de tempo. Quando isto ocorre, o aparelho é removido, os dentes anteriores deixam de estar em contacto, o que resulta numa mordida aberta anterior.

A terapia do plano de mordida anterior deve ser monitorizada de perto e utilizada apenas por períodos curtos.

O mesmo tratamento pode ser realizado com a tala de estabilização e, portanto, é uma escolha melhor. Não existe qualquer hipótese de supra-erupção com a tala, independentemente do tempo de utilização do aparelho.

Se o plano de mordida anterior causar maior desconforto, isso indica que existe um problema intracapsular. São necessários outros passos de diagnóstico para determinar a natureza específica do problema. O plano de mordida anterior deve ser descontinuado. Se os côndilos puderem funcionar sem desconforto, este será evidente num curto espaço de tempo. [8]

4. PLANO DE MORDIDA POSTERIOR

Descrição e objectivos do tratamento: -

O plano de mordida posterior é normalmente fabricado para os dentes mandibulares e consiste em áreas de acrílico duro localizadas sobre a área dos dentes posteriores e ligadas por uma barra lingual de metal fundido.

Os objectivos do tratamento do plano de mordida posterior são conseguir grandes alterações na dimensão vertical e no posicionamento mandibular (fig.30).

Indicações:-

- Recomendado em caso de perda grave da dimensão vertical ou quando é necessário efetuar grandes alterações no posicionamento anterior da mandíbula.

- A utilização deste dispositivo pode ser indicada para determinadas perturbações discais.

- A maior preocupação em relação a este aparelho é o facto de ocluir apenas uma parte da arcada dentária, permitindo assim uma potencial supra-erupção dos dentes não opostos e a intrusão de dentes ocluídos. Por isso, o uso constante a longo prazo é desaconselhado.[8]

5. APARELHO MACIO E RESISTENTE

Descrição e objectivos do tratamento: -

O aparelho mole é um dispositivo fabricado com material resiliente que é normalmente adaptado aos dentes superiores. O objetivo do tratamento é conseguir um contacto uniforme e simultâneo com os dentes opostos. Em muitos casos, isto é difícil de conseguir com precisão, uma vez que a maioria dos materiais macios não se ajustam facilmente aos requisitos exactos do sistema neuromuscular (fig.31).

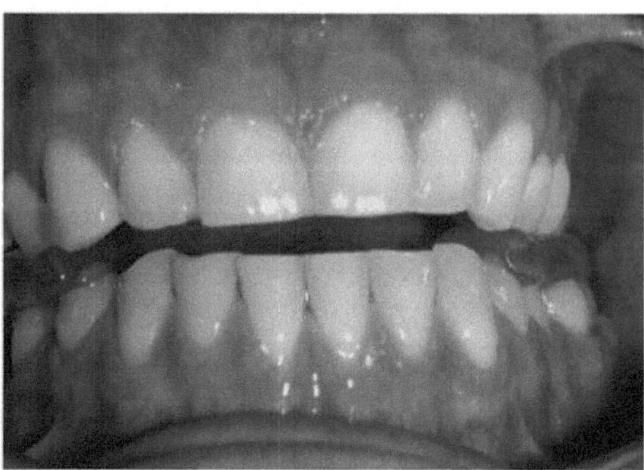

FIGURA 30: Plano de mordida posterior. Este aparelho proporciona contacto oclusal apenas nos dentes posteriores. Existem poucos dados que suportem a utilização deste tipo de aparelho.

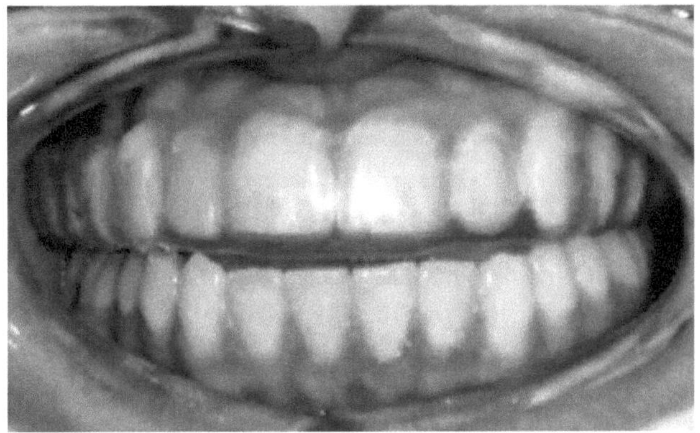

Figura 31: Aparelho macio ou resiliente. É utilizado principalmente para proteção durante actividades desportivas.

Indicações:-

Dispositivo de proteção para pessoas susceptíveis de sofrerem traumatismos nas arcadas dentárias, por exemplo, tala atlética.

Para os pacientes que apresentam níveis elevados de cerramento e bruxismo, ajudam a dissipar algumas forças de carga pesadas encontradas durante a atividade parafuncional. [8]

TERAPIA OCLUSAL IRREVERSÍVEL

1. RETIFICAÇÃO SELECTIVA:

Definição de Okeson: A retificação selectiva é um procedimento através do qual as superfícies oclusais dos dentes são alteradas com precisão para melhorar o padrão de contacto global.

A estrutura dentária é removida seletivamente até que os dentes remodelados entrem em contacto de forma a cumprir os objectivos do tratamento.

Terapia de ajuste oclusal:

A terapia de ajuste oclusal, ou coronoplastia, é um procedimento de modificação coronal selectiva dos dentes. Esta remodelação de um ou mais dentes é normalmente realizada através da remoção selectiva do esmalte, o que raramente produz sensibilidade dentária.

Os objectivos do ajustamento oclusal são os seguintes: -

i. uma relação de contacto oclusal estável e não traumática entre os dentes maxilares e mandibulares na máxima intercuspidação e em todas as posições de contacto funcionais excursivas; e

ii. estabilidade das articulações temporomandibulares (ATMs) em máxima intercuspidação. [8]

Teorias do ajustamento oclusal:

i) Teoria do contacto oclusal traumático: -

A teoria do contacto oclusal traumático tem dois objectivos: (1) remover os contactos forçados de cada dente e (2) distribuir as forças de contacto dos dentes num esquema oclusal consistente e livre de interferências. De acordo com esta teoria, o ajuste oclusal é concebido para reduzir ou eliminar os efeitos locais nocivos da oclusão traumática.

Os efeitos dentários e periodontais ósseos locais dos contactos dentários traumáticos são geralmente bem aceites como indicações para a terapia de ajuste oclusal.

ii) Evitar a teoria do contacto dentário: -

A teoria da evitação do contacto dentário baseia-se no conceito de que, quando as relações de contacto oclusal são percebidas como nocivas pelo sistema neurosensorial do trigémeo, o sistema neuromuscular que controla os movimentos da mandíbula adapta-se e desenvolve padrões de movimento mandibular para evitar esses contactos.

De acordo com a teoria da evitação do contacto dentário, o critério clínico para uma relação de contacto dentário que produz um comportamento de evitação no sistema motor mandibular é a incoordenação mandibular.[8]

iii) Teoria da posição oclusal mandibular anormal: -

Esta teoria baseia-se na premissa de que, por várias razões, a posição intercuspidal (PIC) está numa posição anormal ou não adaptativa (Beyron, 1954a; Weinberg, 1976; Mongini, 1982, 1983). Embora se pense que esta posição "anormal" ocorre sempre que existe uma má oclusão significativa, é o "contacto oclusal deflectivo" (frequentemente iatrogénico) que mantém esta "posição mandibular anormal". Acredita-se que os contactos oclusais deflectivos impedem ou desviam a mandíbula de se fechar numa posição intercuspídea "fisiológica". Esta teoria implica que o doente tem um "desequilíbrio neuromuscular" e está a tentar adaptar-se, sem sucesso, a uma posição oclusal anormal.

Teoriza-se que só mudando o esquema de contacto oclusal existente de uma posição mandibular não adaptativa para uma posição intercuspídea mais correcta é que o "desequilíbrio neuromuscular" será corrigido e os vários efeitos patológicos da relação anormal da ATM desaparecerão.

iv) Efeitos comportamentais da teoria do ajustamento oclusal: -

Os efeitos comportamentais da teoria do ajuste oclusal também devem ser considerados. Para além de   factores de tratamento não específicos, a resposta positiva observada após o ajuste oclusal pode também dever-se ao facto de o ajuste alterar as relações de contacto dentário. [8]

Como a maioria dos ajustes melhora a distribuição da força mecânica do contacto dentário, a terapia de ajuste oclusal servirá, pelo menos transitoriamente, para tornar o paciente mais consciente de que a sua mordida é mais confortável. O paciente torna-se frequentemente consciente devido às alterações na estimulação tátil oral-oclusal, que podem servir para alterar comportamentos nocivos anormais e ajudar a reduzir a atividade muscular. Esta maior consciencialização do doente relativamente à posição, utilização e conforto dos maxilares pode também ajudar a reduzir os sintomas de dor ou disfunção.

Indicação para a trituração selectiva: -

i) Ajudar na gestão de certos TMD, quando -

    a) O aparelho oclusal eliminou os sintomas da ATM

    b) O contacto oclusal ou a posição do maxilar é identificado como a caraterística do aparelho que afecta os sintomas

ii) Tratamento complementar associado a grandes alterações oclusais

    O desgaste seletivo pode ser indicado antes do início do tratamento, de modo a estabelecer uma posição mandibular funcional estável para a qual a restauração pode ser fabricada.

Previsão do resultado da trituração selectiva:

A retificação selectiva só é adequada quando as alterações das superfícies dentárias são mínimas, de modo a que todas as correcções possam ser feitas dentro da estrutura do esmalte.

i)   Regra de terceiro - determina a discrepância bucolingual

ii)   Nota-se um deslocamento ântero-superior da mandíbula da relação cêntrica para a posição intercuspídea. Um deslizamento anterior de menos de 2 mm pode ser eliminado.

iii)   Componente horizontal e vertical do deslizamento:

- Se o escorrega tiver uma componente horizontal maior, é difícil de eliminar

- Se a lâmina estiver quase paralela ao fecho (maior componente vertical), a eliminação é mais fácil.

iv)   Prever o tipo e a adequação da futura orientação anterior

PROCEDIMENTO DE TRATAMENTO PARA MOAGEM SELECTIVA:

1st Desenvolvimento de uma posição de contacto de relação cêntrica aceitável

2nd Orientação laterotrusiva e protrusiva aceitável

1st Desenvolvimento de uma posição de relação centrada aceitável:

Objetivo: -

- Para criar contactos dentários desejáveis quando os côndilos estão na sua posição músculo-esquelética estável

- Eliminação das relações cêntricas deslizamento→ O deslizamento da mandíbula é criado pela instabilidade dos contactos entre inclinações dentárias opostas. Assim, o objetivo para conseguir contactos aceitáveis na posição intercuspídea é alterar ou remodelar todas as inclinações em pontas de cúspide ou superfícies planas.

Classificação do slide de relação cêntrica: -

i) Anterosuperior: -

- O deslizamento da relação cêntrica para a máxima intercuspidação pode seguir um caminho direto e superior no plano sagital.

- É devida ao contacto entre as inclinações mesiais das cúspides maxilares e as inclinações distais das cúspides mandibulares.

ii) Anterosuperior e lâmina direita: -

- O deslizamento da relação cêntrica pode ser anterosuperior com um componente lateral direito

- Deve-se às inclinações internas e externas dos dentes posteriores.

- Quando um deslizamento lateral direito é criado por contactos dentários opostos nos lados direitos da arcada, é devido às inclinações internas da cúspide lingual maxilar contra as inclinações internas das cúspides vestibulares mandibulares. Também chamado de interferências da relação cêntrica mediotrusiva

- Quando uma lâmina lateral direita é criada por contactos dentários opostos na lâmina esquerda - interferências da relação cêntrica laterotrusiva [8]

iii) Anterosuperior e lâmina esquerda: -

Quando um deslizamento lateral esquerdo está presente, as inclinações dos dentes opostos que o criam são semelhantes às que criam o deslocamento lateral direito, mas estão presentes em dentes opostos.

Obtenção da posição de contacto da relação cêntrica:

O paciente reclina-se na cadeira dentária

↓

Relação cêntrica com localização bimanual

↓

Dentes comprados no primeiro contacto pelo paciente

↓

Papel de articulação colocado no lado de 1st contacto

↓

A mandíbula é guiada para uma relação cêntrica e os dentes tocam ligeiramente no papel de articulação

↓

Os contactos estão localizados nas inclinações mesial ou distal ou vestibular ou lingual dos dentes maxilares ou mandibulares

↓

Estes inclinados foram remodelados em cúspide plana com pedra verde na peça de mão

↓

Quando a área de contacto está localizada numa inclinação perto da área da fossa central, a inclinação é remodelada numa superfície plana→ ***"Hollow grinding"***, uma vez que a área da fossa é ligeiramente alargada.

Lembre-se: - A relação bilateral dos dentes maxilares e mandibulares não pode ser alterada, pois ela é determinada pelas larguras interarcos quando os côndilos estão em relação cêntrica.

↓

Os dentes alternados são ajustados na mesma sequência e técnica até que toda a ponta da cúspide contacte uma superfície plana.

À medida que a área da fossa é reduzida, a cúspide cêntrica fica situada mais profundamente na fossa.

Quanto mais profunda for a ponta de uma cúspide numa fossa, maior é a probabilidade de entrar em contacto com uma inclinação oposta durante os movimentos excêntricos.

↓

Quando a ponta de uma cúspide não entra em contacto com uma superfície dentária oposta durante os movimentos excêntricos, a superfície plana oposta é reduzida ou quando a ponta de uma cúspide entra em contacto com uma superfície dentária oposta, a ponta da cúspide é reduzida.

Isto ajuda a reduzir os contactos excêntricos indesejáveis.

Em última análise, o ideal é que existam 4 contactos de relação cêntrica em cada molar e 2 em cada pré-molar.

Os dentes anteriores que contactam fortemente durante o desenvolvimento dos contactos da relação cêntrica posterior são reduzidos, igualmente em ambos os dentes anteriores maxilares e mandibulares.

Finalmente, foi desenvolvida uma posição de relação cêntrica aceitável quando ocorrem contactos iguais e simultâneos entre as pontas das cúspides e as superfícies planas em todos os dentes posteriores. Não há deslocamento ou deslizamento na relação cêntrica. Na relação cêntrica, todos os contactos posteriores são igualmente sentidos.

2ⁿᵈ Desenvolvimento de uma orientação laterotrusiva e protrusiva aceitável:

Objetivo:

- Estabelecer um complemento sólido e funcional de contactos dentários que servem para guiar a mandíbula através dos vários movimentos excêntricos.

- Em condições óptimas, o canino deve entrar em contacto durante os movimentos laterotrusivos e desocluir todos os dentes posteriores.

- Quando os caninos não estão alinhados adequadamente para fornecer orientação laterotrusiva, uma orientação de função de grupo é estabelecida. Neste caso, a mandíbula é guiada lateralmente pelos pré-molares e até pelas cúspides mesiobucais de 1ˢᵗ molar.

Lembre-se que o movimento laterotrusivo não é estático, mas dinâmico.

i) Os contactos laterotrusivos aceitáveis ocorrem entre as cúspides vestibulares e não entre as cúspides linguais. Se estiverem presentes, são eliminados.

ii) Os movimentos protrusivos são melhor orientados pelos dentes anteriores e não pelos dentes posteriores.

Técnica: -

Todos os ajustes para os contactos excêntricos ocorrem em torno dos contactos da relação cêntrica sem os alterar

↓

Determinar se é necessária orientação canina ou orientação de função de grupo

↓

Uma vez determinados os contactos de orientação desejáveis, estes são refinados e os restantes contactos excêntricos são eliminados

↓

Os contactos de relação cêntrica são marcados a vermelho e os contactos excêntricos são marcados a azul, fazendo as várias excursões excêntricas (excursão direita, excursão esquerda e protrusão reta)

↓

Os contactos excêntricos azuis são ajustados para satisfazer a condição de orientação determinada sem alterar quaisquer contactos de relação cêntricos vermelhos

Procedimento de orientação canina:

- Todas as marcas azuis nos dentes posteriores são eliminadas sem alteração dos contactos da relação cêntrica estabelecida (vermelho).

- Muitas vezes, são necessários vários ajustes para obter os contactos desejados.

Na conclusão: Os dentes posteriores revelam apenas contactos vermelhos de relação cêntrica nas pontas das cúspides e nas superfícies planas

- Os caninos revelam contactos laterotrusivos azuis

- Os incisivos revelam contactos salientes azuis

Procedimento para orientação da função de grupo: -

- Todos os contactos azuis nos dentes posteriores não são eliminados, uma vez que são necessários dentes posteriores seleccionados para ajudar na orientação.

- Os contactos desejáveis são os laterotrusivos nas cúspides vestibulares dos pré-molares e as taças MB de 1ˢᵗ molar.

No final: -

- Contactos vermelhos de relação cêntrica nos dentes posteriores (exceto os contactos azuis laterotrusivos nas cúspides vestibulares que são necessários para ajudar na orientação).

- Os caninos revelam os contactos laterotrusivos azuis quando o movimento se torna suficientemente grande para os excluir.

- Os incisivos revelam contactos salientes azuis

**Quaisquer contactos dentários que ocorram durante os movimentos parafuncionais são identificados e eliminados durante o procedimento de trituração selectiva.

3ʳᵈ Avaliação na posição de alimentação de alerta:

- Com o paciente na posição vertical, com a cabeça inclinada para a frente aproximadamente 30° , o paciente fecha os dentes posteriores.

- Se os dentes anteriores estiverem a tocar fortemente ou se ambos os dentes anteriores e posteriores tocarem igualmente, são feitos ajustes.

- Quaisquer contactos vermelhos de relação cêntrica nos dentes anteriores são ligeiramente reduzidos na conclusão - os dentes posteriores são sentidos predominantemente do que os anteriores.[8]

Instruções para o doente: -

- O doente pode ser informado de que alguns dentes podem ficar com uma sensação de areia quando esfregados, mas que ficarão lisos e polidos dentro de alguns dias.

- Pedir ao doente para relaxar os músculos e evitar que os dentes entrem em contacto é muitas vezes o melhor conselho.

Retificação selectiva parcial: -

Indicações: -

i) Quando o paciente se queixa de sintomas associados a uma nova restauração, devem ser eliminados os contactos indesejáveis da restauração.

ii) Quando um único dente está a sofrer de mobilidade ou pulpite, por vezes a sua oclusão deve ser ajustada para diminuir as forças aplicadas.

2. CONSIDERAÇÕES DE RESTAURAÇÃO NA TERAPIA OCLUSAL:

- A maioria dos procedimentos de restauração não pode ser efectuada sem influenciar, em certa medida, a condição oclusal existente.

- É importante considerar que todos os procedimentos de restauração são, em certa medida, uma forma de terapia oclusal.

- Quando se determina que a terapia oclusal é indicada para resolver uma DTM, os procedimentos de restauração são frequentemente utilizados para proporcionar as alterações oclusais necessárias para atingir os objectivos do tratamento.

Considerações operatórias na terapia oclusal: -

Objetivo do tratamento: -

- O mesmo que a terapia oclusal, ou seja, alcançar uma posição funcional estável e óptima da mandíbula e obter uma oclusão funcional óptima.

- Se um doente tiver um distúrbio funcional do sistema mastigatório, é melhor resolvê-lo antes do início do procedimento operatório.

i) Realização de contactos posteriores: -

- As restaurações de amálgama devem ser esculpidas dentro e não fora da oclusão.

- Após ter sido determinado que a restauração está a contactar de forma uniforme e simultânea com os dentes opostos (nas pontas das cúspides e superfícies planas), os contactos excêntricos são avaliados.

- Eliminar completamente todos os contactos excêntricos.

Contactos anteriores: -

- Os contactos intensos tendem a deslocar os dentes labialmente ou a causar uma forte vibração (conhecida como frémito).

- Estes contactos são marcados e ajustados até que os dedos do médico não consigam detetar qualquer deslocamento anormal dos dentes restaurados.

3. CONSIDERAÇÕES DE PROSTODONTIA FIXA NA TERAPIA OCLUSAL:

A prótese fixa utiliza a vantagem de adicionar e subtrair superfícies dentárias até se obter a restauração exacta desejada.

Objectivos do tratamento: -

i) Objectivos de tratamento para contactos dentários: -

- Os dentes posteriores devem entrar em contacto de uma forma que proporcione estabilidade, ao mesmo tempo que dirige as forças através do longo eixo dos dentes. Uma vez que pode ser desenvolvida uma forma precisa do dente, esta carga axial pode ser conseguida utilizando contactos inclinados recíprocos à volta das cúspides cêntricas, conhecidos como Tripodização, ou desenvolvendo um contacto entre a ponta da cúspide e a superfície plana oposta.

- Os dentes anteriores devem contactar ligeiramente durante o fecho, ao mesmo tempo que proporcionam contactos proeminentes durante os movimentos excêntricos.[8]

ii) Objectivos de tratamento para a posição mandibular: -

Determinado por 2 factores: -

a) Presença de qualquer perturbação funcional do sistema mastigatório

b) Extensão dos procedimentos indicados

- Se for detectada alguma perturbação funcional, esta é resolvida antes do início do procedimento

- Os doentes sem perturbações funcionais demonstram basicamente que a sua condição oclusal está dentro da sua tolerância fisiológica.

- Contudo, quando um doente necessita de procedimentos protéticos fixos extensos, deve ser utilizada a posição mandibular óptima, independentemente da tolerância aparente do doente à posição intercuspídea.

Esta medida é adequada por dois motivos: -

- Em primeiro lugar, durante a preparação, perde-se a posição intercuspidal original que é determinada pelos contactos dentários. Assim, o tratamento aceitável é utilizar a posição mais estável do ponto de vista músculo-esquelético dos côndilos como referência para desenvolver uma condição oclusal estável.

- Em segundo lugar, esta posição tem a vantagem da repetibilidade, que pode ajudar a desenvolver uma condição oclusal muito precisa. [8]

Atingir os objectivos do tratamento:

- Geralmente, é adequado desenvolver primeiro o contacto dentário anterior.

- Quando os dentes anteriores tiverem sido desenvolvidos para fornecer uma orientação aceitável para o movimento mandibular excêntrico, os dentes posteriores podem ser desenvolvidos em harmonia com essa orientação.

i) Contactos anteriores: - Deve ser determinada a adequação da orientação anterior durante os movimentos mandibulares excêntricos.

- Se existir uma orientação anterior adequada, esta deve ser registada e preservada num articulador através de uma mesa de orientação anterior personalizada e as novas restaurações devem ser fabricadas de acordo com a mesma.

- Se estiver presente uma orientação anterior inadequada, as restaurações provisórias são desenvolvidas para proporcionar uma orientação anterior e uma estética adequadas.

ii) Contactos posteriores: -

Quando a orientação anterior adequada tiver sido desenvolvida, os dentes posteriores podem ser restaurados para proporcionar passos oclusais estáveis em posição de relação cêntrica.

Realizado por: -

a) Tripodização: - Utiliza as inclinações dos dentes opostos para estabelecer uma posição intercuspídea estável.

Cada cúspide cêntrica é desenvolvida para ter três contactos igualmente distribuídos à volta da sua ponta.

Estes partilham igualmente a força de oclusão, criando uma posição estável para a cúspide.

b) Contacto da ponta da cúspide com a superfície plana

Ambas as técnicas produzem uma relação de contacto oclusal estável.

A tripodização é uma melhor escolha quando a orientação anterior é imediata e as superfícies opostas podem ser controladas.[8]

Por outras palavras, está indicada na reconstrução total das arcadas dentárias. No entanto, pode ser um procedimento difícil de realizar.

O sucesso é mais facilmente alcançado com uma técnica de ponta de cúspide para superfície plana, que pode ser usada independentemente da extensão das necessidades de restauração. Por conseguinte, é um procedimento mais prático e amplamente aceite.[8]

BIBLIOGRAFIA

1. Ferro KJ. O Glossário de Termos de Dentisteria Protética. GPT-9. A Academia de Prótese Dentária.

2. Zarb GA, Carlsson GE. Desordens temporomandibulares: osteoartrite. J Orofac Pain. 1999; 13:295-306.

3. Laskin DM. Distúrbios da articulação temporomandibular. In: Cummings C, ed. Otorrinolaringologia: Cirurgia de Cabeça e Pescoço. 4ª ed.. Philadelphia, PA: Elsevier Science; 2005:1560 -1568

4. Laskin, DM.; Greenfield, W.; Gale, E. The President's Conference on the Examination, Diagnosis, and Management of Temporomandibular Disorders (Conferência do Presidente sobre o Exame, Diagnóstico e Tratamento das Desordens Temporomandibulares). Chicago: American Dental Association; 1983.

5. Disfunção temporomandibular: uma causa frequentemente negligenciada de dores de cabeça crónicas. Thomas A Lupoli, DO e Richard F Lockey, MD Ann Allergy Asthma Immunol. 2007; 99:314-318

6. Tanaka E, Detamore MS, Mercuri LG. Distúrbios degenerativos da articulação temporomandibular: etiologia, diagnóstico e tratamento. J Dent Res. 2008; 87:296-307.

7. Dawson P, Avaliação, diagnóstico e tratamento de problemas oclusais, 1974, C.V Mosby co, St Louis.

8. Gestão Okeson das perturbações temporomandibulares e da oclusão. 6th edition.

9. Drake RL, Vogl W, Mitchell AWM. Gray's anatomy for students. Fig. 8.128 A & B. Churchill Livingstone, 2005;874.

10. Alomar, X., Medrano, J., Cabratosa, J., Clavero, J. A., Lorente, M., Serra, I., Salvador, A. (2007). Anatomia da Articulação Temporomandibular. Seminários em Ultrassom, TC e RM, 28(3), 170-183.

11. Patnaik VVG, Bala S, Singla Rajan K: Anatomia da articulação temporomandibular? Uma revisão. J Anat Soc India 49(2):191-197, 2000

12. Williams PL: Gray's anatomy, em Skeletal System (ed 38). Churchill Livingstone, Londres, 1999, pp 578-582

13. Axel Bumann e Ulrich Lotzmann. Distúrbios da ATM e dor orofacial. O papel da medicina dentária na abordagem de diagnóstico multidisciplinar. 2000, Georg Thieme Verlag, Estugarda, Alemanha

14. B. D. Chaurasia's anatomy 3rd edition.

15. E. Tanaka e J.H. Koolstra Biomecânica da articulação temporomandibular. J DENT RES 2008 87: 989.

16. De Rossi, S. S., Greenberg, M. S., Liu, F., & Steinkeler, A. (2014). Distúrbios temporomandibulares. Clínicas Médicas da América do Norte, 98(6), 1353-1384.

17. Peter E. Dawson. Avaliação, Diagnóstico e Tratamento de Problemas Oclusais. 2nd edition.

18. William E. Wyatt. Prevenção de efeitos adversos na ATM através do tratamento ortodôntico. AJO 1987; 91: 493- 9.

19. Gauer RL, Semidey MJ. Diagnóstico e tratamento dos distúrbios temporomandibulares. Am Fam Physician. 2015 Mar 15;91(6):378-86.

20. Schiffman E, Ohrbach R, Truelove E, et al. Critérios de diagnóstico para perturbações temporomandibulares (DC/TMD) para aplicações clínicas e de investigação: recomendações da International RDC/TMD Consortium

Network e do Orofacial Pain Special Interest Group. J Oral Facial Pain Headache. 2014;28(1):6-27

21. Sharma S, Gupta DS, Pal US, Jurel SK. Factores etiológicos dos distúrbios da articulação temporomandibular. *Natl J Maxillofac Surg*. 2011;2(2):116-9.

22. Chisnoiu AM, Picos AM, Popa S, et al. Factores envolvidos na etiologia das desordens temporomandibulares - uma revisão da literatura. *Clujul Med*. 2015;88(4):473-8.

23. Management of Temporomandibular Disorders National Institutes of Health Technology Assessment Conference Statement 29 de abril a 1 de maio de 1996.

24. Weinberg L.A, Adisman I.K, Boucher L.J, The etiology, diagnosis, and treatment of TMJ, Part I, Etioloy dysfunctio&pain-syndrome, Journal of Prosthetic Dentistry, December 1979 , Vol 42 , No 6, p 654- 664.

25. Anderson GC, Gonzalez YM, Orbach R, Truelove EL, Sommers E, Look JO, et al. Os critérios de diagnóstico de investigação para as perturbações temporomandibulares. VI: direcções futuras. J Orofac Pain 2010;24:79-88

26. Durham J, Newton-John TR, Zakrzewska JM. Desordens temporomandibulares. Bmj. 2015 Mar 12;350, h1154-h1154

27. . Kimos P, Biggs C, Mah J, et al. Analgesic action of gabapentin on chronic pain in the masticatory muscles: a randomized controlled trial. Pain. 2007;127(1-2):151-160.

28. Martin WJ, Perez RS, Tuinzing DB, et al. Eficácia dos antidepressivos na dor orofacial: uma revisão sistemática. Int J Oral Maxillofac Surg. 2012; 41(12):1532-1539.

29. Singer E, Dionne R. Uma avaliação controlada do ibuprofeno e do diazepam para a dor muscular orofacial crónica. J Orofac Pain. 1997;11(2):139-146.

30. DeNucci DJ, Sobiski C, Dionne RA. Triazolam melhora o sono mas não altera a dor em pacientes com DTM. J Orofac Pain. 1998;12(2):116-123.

31. Machado E, Bonotto D, Cunali PA. Injeções intra-articulares com corticosteróides e hialuronato de sódio no tratamento das desordens da articulação temporomandibular: uma revisão sistemática. Dental Press J Orthod. 2013;18(5): 128-133.

32. Samiee A, Sabzerou D, Edalatpajouh F, et al. Injeção na articulação temporomandibular com corticosteroide e anestésico local para abertura limitada da boca. J Oral Sci. 2011;53(3):321-325.

33. Hersh EV, Balasubramaniam R, Pinto A. Pharmacologic management of temporomandibular disorders. Oral Maxillofac Surg Clin North Am. 2008;20(2):197-210.

34. Shi Z, Guo C, Awad M. Hyaluronate for temporomandibular joint disorders. Cochrane Database Syst Rev. 2003;(1):CD002970.

35. Herman CR, Schiffman EL, Look JO, et al. A eficácia da adição de tratamento farmacológico com clonazepam ou ciclobenzaprina à educação do doente e aos autocuidados para o tratamento da dor no maxilar ao acordar: um ensaio clínico aleatório. J Orofac Pain. 2002;16(1):64-70.

36. Ta LE, Dionne RA. Tratamento das articulações temporomandibulares dolorosas com um inibidor da ciclo-oxigenase-2: uma comparação aleatória, controlada por placebo, entre o celecoxib e o naproxeno. Pain. 2004;111(1-2):13-21.

37. Ekberg EC, Kopp S, Akerman S. Diclofenac sodium as an alternative treatment of temporomandibular joint pain. Ata Odontol Scand. 1996; 54(3):154-159.

38. Roldan OV, Maglione H, Carreira R, et al. Piroxicam, diazepam e placebo no tratamento da disfunção da articulação temporomandibular. Estudo duplo cego [em espanhol]. Rev Asoc Odontol Argent. 1990;78(2):83-85.

39. Rizzatti-Barbosa CM, Nogueira MT, de Andrade ED, et al. Avaliação clínica da amitriptilina no controle da dor crônica causada por desordens da articulação temporomandibular. Cranio. 2003;21(3):221-225

40. Mohl, Zarb, Carlson, Rugh. Um livro de texto sobre oclusão.

41. Pucci, R., Vellone, V., Ramieri, V., Cascone, P., & Della Rocca, C. (2018). Achados histológicos em TMJ tratados com alta condilectomia para desarranjo interno. Jornal de Cirurgia Cranio-Maxilo-Facial, 46(8), 1185-1191.

42. Wieckiewicz, M., Boening, K., Wiland, P., Shiau, Y.-Y., & Paradowska-Stolarz, A. (2015). Conceitos relatados para as modalidades de tratamento e gestão da dor de distúrbios temporomandibulares. The Journal of Headache and Pain, 16(1). doi:10.1186/s10194-015-0586-5

43. Fisher E, Law E, Dudeney J, Palermo TM, Stewart G, Eccleston C. Terapias psicológicas para a gestão da dor crónica e recorrente em crianças e adolescentes. Base de dados Cochrane de revisões sistemáticas. 2018(9).

44. Ana Maria Moreno-Fernández, Emilio Jiménez-Castellanos, Alejandro Iglesias-Linares, Débora Bueso-Madrid, Ana Fernández-Rodríguez & Manuel de Miguel (2017) Síndrome de fibromialgia e distúrbios temporomandibulares com dor muscular. Uma revisão, Reumatologia Moderna, 27:2, 210-216

45. Jordani, P. C., Campi, L. B., Circeli, G. Z., Visscher, C. M., Bigal, M. E., & Gonçalves, D. A. G. (2016). Obesidade como fator de risco para desordens temporomandibulares. Jornal de Reabilitação Oral, 44(1), 1-8.

46. Melis, M., & Di Giosia, M. (2016). O papel dos factores genéticos na etiologia das disfunções temporomandibulares: uma revisão. CRANIO®, 34(1), 43-51.

47. Santana-Mora U, López-Cedrún J, Mora MJ, Otero XL, Santana-Penín U. Temporomandibular disorders: the habitual chewing side syndrome. *PLoS One*. 2013;8(4): e59980. Publicado em 2013 Abr 8.

48. Tomislav Badel, Sunčana Simonić-Kocijan2, Vlatka Lajnert, Nikša Dulčić, Dijana Zadravec Tala de Michigan e tratamento da articulação temporomandibular medicina fluminensis 2013, Vol. 49, No. 2, p. 112-120.

49. ML dos Anjos Pontual, JSL Freire1, JMN Barbosa, MAG Fraza˜, A dos Anjos Pontual e MM Fonseca da Silveira Avaliação das alterações ósseas na articulação temporomandibular através de TC de feixe cónico Dentomaxillofacial Radiology (2012) 41, 24-29.

50. Bengt Mohlin, Susanna Axelsson, Gunnar Paulinc, Terttu Pietila, Lars Bondemark, Viveca Brattstro, Ken Hansen, Anna-Karin Holm. DTM em relação à má oclusão e ao tratamento ortodôntico
Uma revisão sistemática. Angle Orthodontist, Vol 77, No 3, 2007: 542-8.

51. Nelson Rousa, Joseph A. Clayton. Registos pantográficos de indivíduos com disfunção da ATM tratados com tala oclusal: Um relatório de progresso. J Prosthet Dent 1975; 33(4):442.

52. GC Anderson, JK Shulte, RJ Goodkind. Estudo comparativo de 2 métodos de tratamento para desarranjo interno da ATM. J Prosthet Dent 1985; 53(5):392.

53. Kovaleski e DeBoever. Influência das talas oclusais na posição e musculatura da mandíbula em pacientes com disfunção da ATM. J Prosthet Dent 1975; 33(3):325.

54. A Monns, R. Miralles, H. Santander. Influência da dimensão vertical no tratamento de MPD. J Prosthet Dent 1983; 50(5):700.

55. Charles S. Greene, David M. Laskin. Terapia com talas para MPDS. J Am Dent Assoc 1972; 84:624.

56. GT Clark, PL Beemsterboer, WK Solberg, JD Rugh. Avaliação electromiográfica nocturna de MPD em pacientes submetidos a terapia com talas oclusais. J Am Dent Assoc 1979; 99:607.

57. AG Pullinger, dA Seligman, WK Solberg. DTM Parte II: Factores oclusais associados à sensibilidade e disfunção da ATM. J Prosthet Dent 1988; 59(3):363.

58. Características de uma oclusão funcionalmente óptima e princípios de reabilitação oclusal. J Am Dent Assoc 1954; 48: 648-656.

59. MM Raustia, JP Pyhtinen. Morfologia dos côndilos e da fossa mandibular vista por tomografia computorizada. J Prosthet Dent 1990; 63(1): 77-82.

60. JD Santos, H Suzuki, MM Ash. Análise mecânica do equilíbrio de splints oclusais. J Prosthet Dent 1988; 59(3):346-352.

61. JP Okeson. Tratamento a longo prazo de distúrbios de interferência discal da articulação temporomandibular com talas oclusais de reposicionamento anterior. J Prosthet Dent 1988; 60(5):611-615.

62. IA Hammad, NJ Nassif, ZA Salmeh. Reabilitação de boca inteira após tratamento de desordens temporomandibulares e sinais e sintomas relacionados com os dentes. Cranio 2005; 23(4):289-96.

63. ML Daniel. Etiologia da síndrome de disfunção dolorosa. J Am Dent Assoc 1969; 79:147.

64. P Roger. A fisiologia da terapia com talas: uma revisão da literatura. Angle Orthod 59(3):165-180.

65. AW Lawrence. Próteses maxilofaciais - Implantes dentários da articulação temporomandibular, papel da posição condilar na síndrome de dor e disfunção da ATM. J Prosthet Dent 1979; 41(6): 636-643.

66. H Gokalp. Alterações na posição do disco e do côndilo da articulação temporomandibular após a terapia com aparelhos de reposicionamento do disco: Um exame funcional e um estudo de ressonância magnética. Angle Orthod 2000; 70(5):400-408.

67. AW Lawrence. Função da articulação temporomandibular e o seu efeito nos conceitos de oclusão. J Prosthet Dent 1976; 35(5):553-566.

68. SJ Davies, RJ Gray. O padrão de utilização de talas no tratamento de duas desordens temporomandibulares comuns Parte I: A tala de reposicionamento anterior no tratamento da deslocação do disco com redução. British Dent J 1997; 183(6): 199-203.

69. SJ Davies, RJM Gray. O padrão de uso de talas no tratamento de duas desordens temporomandibulares comuns Parte II: A tala de estabilização no tratamento da síndrome de disfunção dolorosa. British Dent J 1997; 183(7): 247-251.

70. SJ Davies, RJM Gray. O padrão de utilização de talas no tratamento de duas desordens temporomandibulares comuns Parte III: Acompanhamento a longo prazo numa avaliação da terapia com talas no tratamento da deslocação do disco com redução e síndrome de disfunção dolorosa. British Dent J 1997; 183(8):279-283.

71. RJM Gray, SJ Davies, AA Quayle. Uma comparação de dois splints no tratamento da síndrome da disfunção dolorosa da ATM. Pode a análise oclusal ser usada para prever o sucesso da terapia com talas? British Dent J 1991; 55-58.

72. TE Rudy. A associação entre facetas de desgaste, bruxismo e gravidade da dor facial em pacientes com desordens temporomandibulares. J Prosthet Dent 2003; 90:194.

73. Correlação da DTM com achados radiográficos. J Prosthet Dent 1972; 28:519.

74. Um estudo da utilização de talas oclusais no tratamento de pacientes agudos e crónicos com desordens craniomandibulares. J Prosthet Dent 1982; 48(6):708.

75. Duração do contacto dentário noturno durante o bruxismo. J Prosthet Dent 1985; 53(5):717.

76. Estudo da influência de factores oclusais e hábitos parafuncionais na prevalência de sinais e sintomas de DTM. Jornal Internacional de Prótese Dentária 2002; 15(1):45.

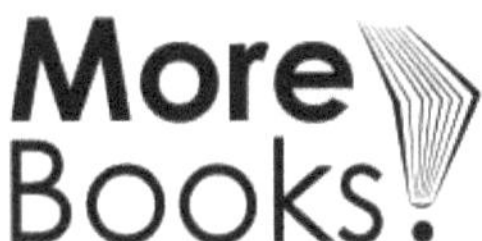

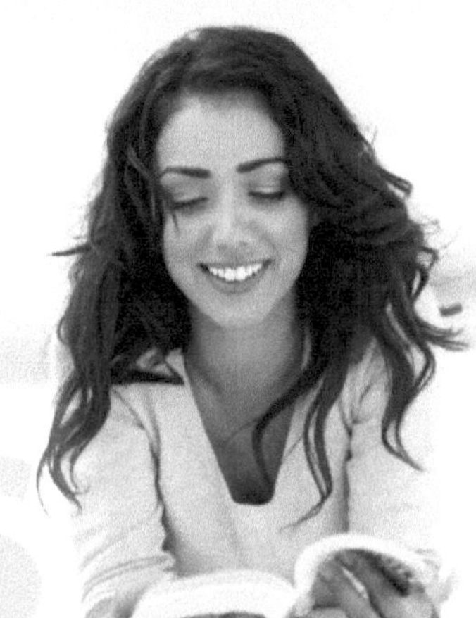

I want morebooks!

Buy your books fast and straightforward online - at one of world's fastest growing online book stores! Environmentally sound due to Print-on-Demand technologies.

Buy your books online at
www.morebooks.shop

Compre os seus livros mais rápido e diretamente na internet, em uma das livrarias on-line com o maior crescimento no mundo! Produção que protege o meio ambiente através das tecnologias de impressão sob demanda.

Compre os seus livros on-line em
www.morebooks.shop

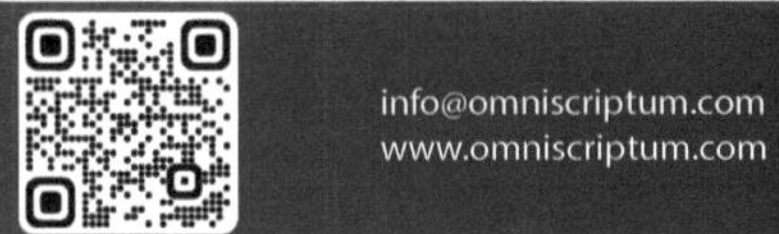

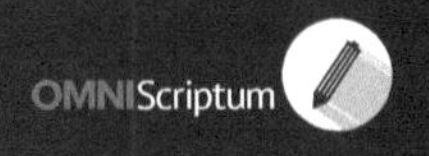